自宅で安らかな最期を迎える方法

本人も家族も満たされる在宅平穏死

はじめに

「たかせクリニック」は下町風の駅前商店街がいまも残る東京都大田区にあります。ふつうのクリニックのような待合室も診療室もなく、パソコンを前にデスクワークをするスタッフがずらりと机を並べているので、初めて訪れた人はびっくりします。

訪問医療を行う診療所には、午前中は外来で患者さんを診察し、午後から訪問診療を行うところが多いのですが、「たかせクリニック」は訪問診療専門で、文字通り「24時間365日」ご自宅で療養をする患者さんとそのご家族を支援しています。

患者さんの数は、現在約330人。6人の非常勤医にも手伝ってもらい、6歳の子どもさんから105歳までを診ていますが、その8割は認知症の患者さんです。

外来診療を行わずに、訪問在宅医療1本でやっていくことにしたのは、訪問診療に時間をかけたかったからです。クリニックを開業する前には病院勤務をしていて、1日に200人くらいの患者さんを診ていました。そうすると、じっくり時間をかけて患者さんのお話に耳を傾けたい、と思っていても、患者さんの数が増えるにつれ、「それだけはやりたくない」と思っていた3分診療になってしまいます。

在宅医療では、病院のような専門科だけではなく、患者さんのからだを丸ごと引き受けますから、患者さんやご家族のお話をじっくり聞くことが重要です。そしてもうひとつ、在宅医療で大切なことは、地域の人たちの信頼を得ることです。

いまでは大田区には70軒以上の在宅療養支援診療所がありますが、２００４年にクリニックをスタートしたときには、在宅医療をやっている医師はほとんどいませんでした。まったく土地鑑のない地域で、慣れない訪問診療をゼロからはじめたわけですが、一軒一軒の患者さんを大切に診て、高齢者に関するワンストップサービスを行っている地域包括支援センターのスタッフや訪問看護師、ケアマネジャーたちとの親交を深めていく中で、患者さんの数はどんどん増えてきました。

訪問診療を続けるうちに気がついたのが、認知症の患者さんがとても多く、ご家族が介護で疲弊していることでした。病院の小児科で家族療法という精神療法をやっていたので、認知症を学んで患者さんとご家族の支援に力を入れることにしました。

在宅ケアを受ける患者さんの８割は、何らかの認知症をかかえていると言われていますが、認知症専門医として訪問診療にかかわる医師はそういません。そんなわけで「髙瀬先生、ちょっと様子がおかしい方がいるんです……」と、行政の窓口や地域包括支援センターからたびたび連絡が入るようになりました。認知症の疑いがある人を見つけたので確かめてもらえないだろうか、という相談です。

こうして、地域の「見守り先生」としての活動もはじまりました。ボランティアになることも多いのですが、おせっかいな医師にとってはやりがいがあります。

多くの患者さんとご家族の人生を間近に見たり、多くのお看取りに立ち会わせていただいたりする中で、患者さんとご家族に対する「看取りの準備教育」のようなものが必要ではないのか、と感じるようになりました。

「安らかな在宅ケアが、安らかなお看取りにつながる」のは、在宅医のゴールです。しかし、多くの患者さんやご家族にとっては、在宅療養が始まってからお看取りまでの過程は、はじめて出会うことの連続でしょう。患者さんやご家族が決めなければならないこともたくさん出てきます。

そこで、皆さんが住み慣れた地域で自分らしく生き、自分らしい看取りを迎えるため、そのときどきに出てくる準備や意思決定のお手伝いをしたいと思いました。

この本が、安らかな看取りへのガイドとして、お役に立つことを願っています。

自宅で安らかな最期を迎える方法 ―――― 目次

はじめに

第1章 「平穏死」をすすめる理由

いま、なぜ平穏死の時代？ ―― 12
自分の死をデザインしたお父さん ―― 14
人の死のプロセスを知る ―― 17
「介護難民」にならないための最初の準備 ―― 20
まずは相談できるところを確保する ―― 21
どんな医療・介護サービスが使えるか ―― 24
安らかな死は退院時の話し合いから ―― 27
退院にそなえて医療と介護の準備を ―― 31
「在宅ケアチーム」が支えた安らかな看取り ―― 34
安らかに逝くための5つの条件 ―― 38

第2章　「看取りのレッスン」

看取りの常識・非常識 ―― 42
介護を受ける人の8割は認知症 ―― 45
認知症のさまざまなタイプ ―― 46
3つの段階を経る認知症 ―― 49
家族に病気を知ってもらう ―― 51
レビー小体型認知症の介護について ―― 55
脈診を学んで急変にそなえる ―― 58
触診と聴診でわかるからだの状態 ―― 61
病院との連携で急変にそなえる ―― 64
平穏死をむずかしくする多臓器不全 ―― 67
介護家族のこころを支える ―― 69
家族に看取りのレッスンを ―― 71
末期がんの看取り時期 ―― 74

がんで安らかに旅立つには——76
「在宅ケア支援チーム」で安らかなお看取りを——78

第3章　まずは「生きる」をデザインする

「在宅ケア」のデザインとは——82
接し方の第一歩は「否定をしない」——84
認知症とまちがわれやすい「せん妄」——88
女性は骨折が最大の敵——90
男性は生活習慣病が大敵——93
高齢者には薬のコントロールが大切——97
薬の副作用の恐ろしさ——100
薬の使用は最小限に——104
薬が飲めない場合には——108
在宅医療は「薬が2割、ケアが8割」——110

第4章　その日を安らかに迎えるために

患者さんの「生きる重さ」のシェア――114
胃ろうの選択はどんなとき？――116
胃ろうをつくっても「食べられる口」に――120
はずせる胃ろうとはずせない胃ろう――122
胃ろうは十分な話し合いが大切――125
「安らかな最期」をデザインする事前指示――127
終末期と人工栄養――130
医療器具についても少し知っておこう――133
看取りの前に起こりやすいこと――137
看取りの瞬間はどうなるか――138

第5章　救急車を呼ばないで

動転して救急車を呼んだら……　142
かかりつけ医がいないと行政解剖も　144
救急車で運ばれたときの延命治療　147
必死の説得で実現できた安らかな看取り　150
おひとりさまと救急車　155
「救急車呼びたがり症候群」の高齢者　158
救急車を呼んだほうがいいときは？　162

第6章　「在宅医療」との上手なつきあい方

認知症レスキューチームを地域で　166
在宅医は地域の見回り先生　168
ぼくが在宅医を始めたわけ　170

最初の看取りは往診で 172
在宅医療は「アリの目」「トリの目」「サカナの目」 174
在宅医は「名探偵コナン」 178
在宅医療で見たさまざまなドラマ 181
思わずお寿司を頼んだ大往生 185
「お上」の医療から「お民」の医療へ 188
在宅医療はいくらかかるのか 190
自分で選べる「死に方」 195

おわりに

付録

在宅ケアマップと治療の選択肢
安らかなお看取りのために
終末期の医療とケアに関する事前指示書

第1章

「平穏死」をすすめる理由

いま、なぜ平穏死の時代？

最近、「平穏死」という言葉をよく聞くようになりました。患者さんやその家族からも「先生、理想はやっぱり平穏死だよね」と、ときどき言われたりします。兵庫県尼崎市で在宅医をしている親しい友人、長尾和弘先生の『平穏死10の条件』などの本がベストセラーになっていますが、やはり、その背景にあるのは「延命治療」など、納得できない死への疑問だと思います。

「自分の最期は、自分の納得のいく形で迎えたい」と考える人が増えています。そして、「終末期になったら、自然で穏やかな最期を迎えたい」と願います。でも、実際には、終末期を迎えた患者さんが救急車で病院に運ばれたりすると、自分では望んでいなかった延命治療が始まってしまいます。

そうなると、本人や家族が「やめてください」と懇願しても、いったんスタートした病院治療のベルトコンベアを止めるのは困難です。「治療を受けないのでしたら退院してください」と宣告されたり、病院のベッドで経管栄養や人工呼吸器につながれたり、「平穏」とはほど遠い状態で亡くなっていく患者さんが、どれだけ多いことでしょう。

ひところは、ぴんぴんコロリという考え方が広く支持されていました。亡くなる寸前までぴんぴん元気に過ごし、コロリと逝く。でも、実際にはこういうことはほとんど起こりません。例外は脳卒中や心筋梗塞を起こした場合ですが、コロリと逝かないと残念ながら後遺症をもたらしてしまいます。

人はふつう、年をとるに従ってからだがだんだん動かなくなり、そのうちに食事が摂れなくなって、大往生への道を静かにたどります。

けれども、食事が摂れなくなるまでには、患者さんにはさまざまな山坂があります。認知症が出てきたり、慢性病が悪化したり、感染症になったり、思いがけない症状や障害が出てきたり……。

そうした病気の山坂を、どんなふうに治療と療養に結びつけていくのかも「平穏死」につながっていきます。

介護をうけている高齢期の方の８割は認知機能の障害をもっています。したがって患者さんのお宅に訪問して診療をする在宅医が診ているのは認知症の方が多いのですが、認知症では５年から15年かけてゆっくり最期へと向かっていきます。こうした患者さんがその長い日々をできるだけ平穏に過ごせるようサポートし、それを平穏な看取りにつなげていくのが、在宅医の仕事です。

とはいえ、「自分の望む安らかな死」は、医療と介護の「在宅ケア」に、患者さんご本人とご家族がかかわってこないと実現しません。医療と介護、患者と家族の三者が協力して「平穏死」をつくりあげていく——。そうしたチームワークの時代がやって来た、と思っています。

自分の死をデザインしたお父さん

患者さんと家族が「看取りのデザイン」をするお手伝いをしたい——。

在宅医療では、患者さんに教えてもらうことが山ほどありますが、「看取りのデザイン」というテーマを考えさせてくれたのは、訪問診療の看板を出し、初めて看取った患者さんでした。

この患者さんは、5年ほどのズレでご夫婦を自宅でお看取りしました。最初に亡くなったのは80代前半のお父さんでした。昔、結核を起こしたことがあるのに、喫煙がやめられなくて、COPD（慢性閉塞性肺疾患）を患っていました。

このCOPDというのは、喫煙などが原因で肺の細胞が破壊されたり、炎症が起きたりし、息切れや咳や痰の続く病気です。皆さんも街中で酸素ボンベを引いて歩いている人を見たことがあるかもしれません。進行すると息切れで日常生活がままならなくなるばかりか、呼吸不全や心不全を起こしたり、肺炎を併発して、死に至ることもあるこわい病気です。

お父さんは長年この病気をもっていて、地域の病院に通院していました。しかし、次第に苦しくなって通院ができなくなり、訪問診療を依頼されました。在宅酸素などを入れ、1年ちょっと訪問していましたが、いよいよ呼吸が苦しくなってきたとき、提案をしました。

「お父さん、こういうときの選択肢はふたつあってね、ひとつは入院して、高度な医療を受ける。もうひとつの選択肢は、そのまま在宅で静かにお迎えを待つ、という方法だけど、どうする？　病院に入院すると、延命のためのあらゆる治療が行われることになるんだけど……」

すると、お父さんは「家にいたい」と、きっぱりと言いました。お父さんの性格をよく知っているしっかり者のお母さんも、「お父さんがそう望むなら」と賛成しました。そこで、今後、お父さんが変なことを言い出すかもしれないなど、起こりうることを伝え、救急車を呼ぶと延命治療が始まって、家に帰れなくなる可能性もあると話しました。

数日後の朝4時ごろ、お父さんの呼吸が止まりそうになりました。お母さんが「救急車を呼ぶ？　それとも髙瀬先生を呼ぶ？」と聞くと、お父さんは苦しい息の下で「救急車は絶対に呼ぶな」と言いました。そして、こう続けたそうです。

「おれは、もうこれでダメかもしれないが、髙瀬先生に最期まで診てもらえて本望だった。先生は9時から診察で8時ではドタバタするだろうから、すぐ呼ぶんじゃなくて、7時半ごろに電話しろ」

ぼくが7時半に電話を受けて駆けつけたときには、お父さんはもう亡くなっていました。最期は眠るように逝ったそうです。亡くなったのが6時ごろでしたが、お父さんから「電話は7時半にするように」と言われたお母さんは、ちゃんとその言葉を守りました。

お父さんは自分の最期を完全にデザインしていました。在宅医に電話する時間もデザインしていたのです。

お父さんは、「ちょっとリハビリしましょうか」と言っても、「もうおれはいいや」と、笑って言うような剛気な人でしたが、この最期はすごいなと思いました。自分に同じことができるかなと考えていたときに、フッと浮かんできたのが「死をデザインする」という言葉です。

人の死のプロセスを知る

それから数年たって、娘さんから電話がかかってきました。あのしっかり者のお母さんが認知症になって、通院ができなくなったので診てほしいと言うのです。

訪問してみると、ぼくのことがかすかにわかる状態でした。お母さんにはすごくかわいがってもらい、お父さんが亡くなったあとも「お寿司、食べに行こうよ」と誘ってもらったりしていたのですが、忙しくてそのままになっていました。

娘さんと一緒に暮らしていたお母さんは、訪問し始めて1年ぐらいで肺炎を起こして亡くなりました。すでに嚥下（飲み込み）が悪くなっていましたから、いつ肺炎になってもおかしくない状態でした。

のちほど詳しく説明をしますが、認知症ではまず大脳の中でどちらかといえば外側にある脳の神経細胞が減ることで、記憶などの障害が起こってきます。その下にあるのが衝動や欲望をつかさどる第2の脳で、この脳の神経細胞が減ると意欲がなくなってきます。

そしていちばん内側に生命維持装置としての脳があり、呼吸器、循環器、体温調節、飲み込みなどを調節しています。この部分の神経細胞が減ってくると、ある日、呼吸が突然止まるということもありますし、誤嚥による肺炎の合併もあります。

お母さんはその第3段階目にあって、日がなうつらうつらしているような状態でした。訪問診療を始めてしばらくの間は、娘さんが呼びかけると、ふっと目覚めてニコッとしたりしていましたが、だんだん反応が少なくなって、食事も摂れなくなってきました。そんなとき誤嚥性肺炎を起こしてしまったのです。

誤嚥性肺炎というのは、唾液を誤って飲み込んだことでも起こる肺炎で、高齢者の死因では心疾患に次いで2番目に多い病気です。ですから、お母さんが肺炎を起こしたとき、「もしかしたら、これでお看取りになるかもしれないよ」と、娘さんに伝えました。

娘さんはお父さんが在宅療養をしていた時期も同居していて、顔を実際に合わせることはあまりありませんでしたが、お母さんからぼくについてよく聞いていたそうです。そして、お父さんを家で看取ったことにお母さんがとても満足していたので、娘さんはお母さんも「家で看取ろう」と決めたと言います。

そんな話をしてから２、３日後、お母さんもまた、眠るように亡くなりました。

ご夫婦ともに自宅でお看取りできたことは、医者冥利に尽きると言ってもいいでしょう。10年間在宅医療をやってきても、こんな例はそうたくさんありませんが、80代、90代のご両親をお看取りすると、60代、70代の娘さんなどから「私のときも、お願いね」と言われることがあり、とてもうれしい気持ちになります。

そんなときに思うのは、看取りというのは家族の間で語り継がれ、継承されるものだ、ということです。在宅医の仕事はご本人を安らかに送るとともに、ご家族がいいお看取りをするための「準備教育」をすることではないか……。

ご家族と伴走しながら訪問診療を続ける中で、そのことを次第に真剣に考えるようになりました。

「介護難民」にならないための最初の準備

先ほども少しふれましたが、「平穏死」に向かうまでには、長い期間があります。いったん介護の状態になった人が亡くなるまでの期間は平均4・5年ですが、いちばん多いのが4年〜10年です。生活習慣病が増え、高齢化が進むにつれ、療養や介護の期間が長期間におよぶ人が増えてきています。

高齢期の病気の特徴をひとことで言うと「同時多発」です。若いころには元気だった人も、加齢とともにいくつかの病気を抱えるようになり、認知症を併発することも少なくありません。

それまで慢性的にもっていた病気が次第に悪くなって認知症を併発することもありますし、逆に認知症になった人が、生活習慣やからだの状態が変わることによって病気を併発することもあります。脳卒中など脳血管性の病気になれば、からだの障害をもつばかりか、認知症になる可能性も高くなります。

以前だったら、病気になれば入院するのが当たり前でした。高齢者の場合はそのまま入院し続けて病院で亡くなるのがふつうで、いまでも8割以上の人が看取られる場所は病院です。

けれども、最近は入院期間がどんどん短縮されています。増え続ける医療費を軽減しようと、国はいま、「病院から在宅へ」という流れをつくり、患者さんの自宅（有料老人ホームもサービス付き高齢者向け住宅も「自宅」です）復帰を目指しています。けれども、こうした制度の見直しによって、行き場を失う人がさらに増えるのではないか、とみられています。

そうならないためには、病気の悪化や認知症で、長期療養や介護が必要となったとき、地域にどんな医療や介護のサービスがあるのかを、知っておくことが大切です。医療や介護のしくみは少々ややこしいですが、その状態になったときにあわてふためかないために、まず相談できる場所くらいは知っておきたいものです。

まずは相談できるところを確保する

夫とふたり暮らしのユミコさん（78歳）に異変が起こったのは1年ほど前のことでした。夜中に大声を上げたり、夫に罵詈雑言を浴びせたり、家中の食べ物を手当たり次第食べてしまったりするので、夫は困り果てていました。

それまで健康だったユミコさんにはかかりつけ医がおらず、検査のために病院に連れて行こうとしてもかたくなに拒否します。トイレでの失敗も多くなってきたので、市販のオムツを買っていましたが、その費用もバカになりません。

最近は、高齢者夫婦によるこうした老老介護が増えています。ずっと元気だったのでかかりつけの医師もおらず、近所との交流も少ないために孤立してしまうケースをよく見かけます。

どこに相談していいのかわからない人に、まず訪ねていただきたいのが高齢者のためのワンストップ・サービスを行っている「地域包括支援センター」です。名前はいろいろあって、「たかせクリニック」のある東京都大田区では「さわやかサポート」と言いますが、ここでは医療や介護についてばかりではなく、生活面で困っていることについても相談を受けつけています。

ユミコさんの場合は、見かねた近所の方が民生委員に相談し、民生委員が地域包括支援センターにつなげたことで、支援が動き出しました。まずはセンターから相談員がやってきて、夫を手伝って要介護認定の申請をするところからスタート。次は「認知症」を診断し、要介護認定時に必要な「主治医意見書」を書いてくれる医師探しです。

ここで「先生、お願い」と声がかかりました。面談・検査をして「主治医意見書」を書くと、申請から1か月後、ユミコさんには要介護3の認定が出ました。

地域包括支援センターではふつう、医師を直接紹介することはなく、リストだけを渡すことが多いのですが、ユミコさん夫婦のような「困難ケース」では、ぼくのような「ちょっとおせっかい」な医師がお手伝いをすることもあります。

ここで皆さんにおすすめしたいのは、50歳を過ぎたら皆さん自身の暮らす地域で「かかりつけ医」を見つけておくことです。風邪を引いたとき、お腹をこわしたとき、あるいは年に一度の健康診断……。そんな機会を利用して、信頼できるかかりつけ医を見つけてください。

いいかかりつけ医がいれば、ユミコさんのように認知症になったとき、まっ先に気づいてくれるかもしれませんし、ご主人が相談することもできます。認知症をはじめとする専門病院も紹介してくれますし、いざとなったときに「主治医意見書」も的確に書いてくれるでしょう。

皆さんが60代以上でしたら「通院できなくなったら、往診していただけますか？」とか、「最期は私を看取っていただけますか？」と聞くのもいいかもしれません。そうすれば、そのお医者さんの基本姿勢がわかります。

お医者さんが「いいですよ」と答えてくれれば、その後の「在宅ケア」への不安も少なくなるでしょう。いたずら心半分で一度気楽に聞いてみるといいですね。

どんな医療・介護サービスが使えるか

要介護認定が出たユミコさんが、これから受けられる医療・介護サービスは３つあります。

①「在宅介護」を希望する場合は、ケアマネジャーを探します。ユミコさんの場合は「要介護３」の上限額（26万７５００円、自己負担１割）の範囲内で、ヘルパーさんやデイサービスの利用、訪問看護や訪問リハビリなどのサービスが受けられるので、ケアマネジャーはユミコさんに合わせた「ケアプラン」をつくり、その手配をします。

医療については「かかりつけ医」の担当となりますので、元気なうちは通院をし、通院ができなくなったら訪問診療をしてくれるお医者さんや看護師を探します。ここで大切になってくるのが、ケアマネジャー、ヘルパーなど（介護）と医師・看護師など（医療）の連携です。

②「施設入所」を希望するときには、地域包括支援センターが相談に乗ってくれます。介護保険を利用して入所できる施設には「特養」と呼ばれる特別養護老人ホームと、「老健」と呼ばれる老人保健施設があり、どちらも介護を必要とする人が「生活支援サービス」を受けて暮らすところです。

看取りまで受けられる「終《つい》の棲家」になりうるのは「特養」です。「老健」のほうは自宅復帰のためのリハビリテーションを行う病院や施設と自宅との「中間施設」、という位置づけなので、3か月ごとに滞在期間の「見直し」があります。しかし、行きどころがなくて数年間暮らしている方も、滞在中に看取りを受ける方もいるのが現状です。

③医療と介護の両方が必要な場合は「療養病床施設」があります。「医療が必要」で「手厚い介護も必要」、しかも「自宅で療養できない」人の受け入れ先で、介護

保険が使えるのは「介護療養病床」、医療保険が使えるのが「医療療養病床」です。

介護療養病床は平成30年3月末まで廃止が延長され、医療機能を若干強化した「新型老人保健施設」への転換を推進していますが、政権が変わってから「存続」の声も高まってきました。

ユミコさんは自宅で暮らしたがっていましたが、介護に疲れたご主人は「施設」を希望しました。しかし、特養も老健も療養病床も長い順番待ちで、すぐには入れません。お金に余裕があれば有料老人ホームや認知症グループホーム、このところ増えてきた、介護や医療対応のあるサービスつき高齢者向け住宅に入ることもできますが、少ない年金しかないユミコさんには高嶺の花です。

都下や近県に行けば施設にも療養病床にも空きがある、と聞きましたが、見舞いに通えなくなるということで、ご主人はやむなく「在宅」を選びました。

ケアマネジャーから依頼され、ぼくがユミコさんを診ることになりました。これまでいくつかの病院や診療所からもらっていた薬を調整し、ご主人にも認知症の人との接し方を学んでもらったところ、ユミコさんの状態は次第に落ち着いてきました。

認知症の初期には、ご本人も自分のもの忘れに戸惑っていますし、ご家族のほうも右往左往しています。どうやってつきあっていったらいいのかわからないので、ご家族はつい声を荒げたり、命令口調で注意したりしてしまいますが、ご本人の自尊心はそれで大いに傷つけられます。そして、自分を守るために、大声を出したり暴力的になったりしてしまうのです。

ユミコさんの夫も、「いいかげんにしろ！」とよく怒鳴っていましたし、ときには泣きながら妻を殴ったこともあったそうです。

もともと仲のよかったおふたりは、いまはほのぼのと暮らしています。これからの心配は、ご主人も認知症になり「老老介護」が「認認介護」に変わるときのこと。そうなるとおふたりの自宅暮らしがむずかしくなるので、訪問するたびにご主人の様子をしっかり観察しています。

安らかな死は退院時の話し合いから

「最期は自宅で平穏に」と、ご本人が決めていても、退院時の話し合いが十分でなかったために、その願いが実現できないこともあります。土壇場で「このまま何もしないでいいのか」、「やはり、病院に入れよう」と言い始める家族がいて、折り合いがつかないまま、不本意な看取りを迎えてしまう事態が少なくないからです。

次男の家族と一緒に暮らしていたフミオさん（68歳）は、いったん治った胃がんが再発転移し、化学治療を受けていました。何度目かの入院のとき、担当医から「これ以上の治療はありません」と伝えられたので、フミオさんは同居していた次男夫婦と妻の3人に「家に戻りたいが、いいだろうか」と聞きました。

がんも末期になり治療法がなくなると、「緩和治療病棟（ホスピス）に移りますか？」、「それとも、自宅に戻って訪問診療で緩和ケアを受けられますか？」と、担当医から聞かれます。

がんの痛みを取る緩和ケアは、医療用麻薬を使用できる免許をもった在宅医と、がん患者のケアに慣れた訪問看護師さえいれば、自宅でも十分受けられます。そのことを担当医から聞かされた妻と次男夫婦は、フミオさんの最期の希望をかなえようと思いました。

妻と次男夫婦は自宅に戻って緩和ケアを受けることに同意しました。ただ、他県に住む長男と三男には相談しないまま、フミオさんは自宅での残りの日々を過ごすことになりました。

病院から紹介を受けた訪問看護ステーションを通じて訪問医も紹介され、フミオさんの在宅療養生活が始まりました。帰宅当初は起き上がるのにも苦労していたフミオさんですが、2週間ほど安静に過ごしているうちに、在宅酸素を使えばベッドで起きて本を読めるほどに、状態が安定してきました。

住み慣れた自宅に戻ると、患者さんの状態が改善することは珍しくありません。すっかり「病人顔」になって病院から戻ってきた人が、自宅で暮らしているうちに元気になってくる例を、在宅医はたくさん見ています。

家族や使い慣れた自分の持ち物、趣味やペットに囲まれて過ごす「自宅」のもつ力は、やはりすごい、と思います。どんな家でも、患者さんにとっては住み慣れた「わが家」なのです。

ところが、長男夫婦が泊りがけで見舞いに来たときから、フミオさん一家の大騒動が始まりました。久々にやってきた長男夫婦は、元気だったころのフミオさんしか知りません。父親の様変わりに困惑した長男は、「どうして病院に入れないんだ」

と、母親と次男を責め立て始めました。

ふたりはフミオさんが自宅での看取りを希望していることを説明し、フミオさん自身も「おれは家で死にたい」と言いましたが、長男夫婦は納得しません。

そのうちに長男は三男に電話をし、家族会議を招集しました。ずっとフミオさんのそばにいた妻と次男夫婦にとっては、フミオさんは「元気になった」と見えるのですが、ふだん父親の顔を見ていない長男と三男には、父親の状態が危ないと映ります。

「治療法はもうない」と次男が説明しても、三男を味方につけた長男夫婦は「そんなはずはない。このまま見殺しにするつもりか」と、一歩も引きません。さらにコネを使って病院の空きベッドを見つけたため、最初に次男が、次に妻が折れ、フミオさんは願いもむなしく、自宅から離れた病院に入院させられてしまいました。

それから1か月後の早朝、フミオさんの容態が急変し、知らせを聞いて妻と次男が駆けつけたときには、すでに亡くなっていました。前日まで通い詰めていた妻によれば、フミオさんは「家に帰れないかなあ」と言い続けていたそうです。

「延命治療はいらない」と言っていたフミオさんでしたが、急変時には気管切開をされ人工呼吸器につながれたまま、家族にも看取られず旅立っていきました。

退院にそなえて医療と介護の準備を

在宅で医療を受けていた患者さんが病状の悪化などで入院した場合、病院では患者さんの入院から退院までの間に、担当医、担当看護師、医療ソーシャルワーカーなどが、数回の「カンファレンス」と呼ばれる会議を開くのが理想的です。ときには患者さん本人や家族が参加し、退院時には在宅での生活を支えるケアマネジャーや訪問医師、訪問看護師などが参加することもあります。

胃がんが再発し、末期がんの診断を受けたフミオさんの場合は、ご本人と奥さんと、同居していた次男の３人はカンファレンスに参加し、自宅に戻るための話し合いをしましたが、他県に住んでいた長男と三男は「遠くて来るのが大変だろうから」と呼ぶことをしませんでした。

結果的にはこれがトラブルの原因となり、フミオさんは不本意な死を迎えることになってしまいました。

自宅での療養や看取りを望むのであれば、患者さんの入院中から家族全員でよく話し合い、意思を統一しておくことが大切です。家族の協力がないと、患者さんは家に戻りたくても「戻りたい」と言えません。

ですから、患者さんの本心をまず確かめ、担当医の診断や意見を聞きながら、退院後の療養生活をどう支えていくのかを家族間でしっかり話し合い、退院を準備してほしいと思います。

医療の必要な患者さんが退院後、自宅で療養する中で必要になってくるのは、介護と医療のサポートです。まず、介護面では患者さんが「要支援」「要介護」の認定を受ければ、必要に応じて介護保険サービスを受けることができます。

介護保険サービスでそれぞれの患者さんに合わせた「ケアプラン」をつくり、ヘルパーさんや訪問入浴のスタッフなどが患者さんの自宅に訪問するスケジュールを決めるのはケアマネジャーの役割です。このケアマネジャーが医療と介護をしっかりつなげてくれれば、「在宅ケア」の歯車はうまく動き始めます。

在宅ケアの医療面をになうのは、訪問診療をする医師や訪問看護師です。自宅への訪問診療は、かかりつけ医が往診してくれる場合もありますが、24時間対応の医療を望むなら「在宅療養支援診療所」を選ぶといいでしょう。訪問看護ステーションでも24時間対応をしている事業所があります。

訪問診療を行う医師はたいてい、患者さんのからだを丸ごと診る総合医としての知識をもっていますが、がんの緩和ケアは特殊なので、自宅で行う場合は緩和ケアに慣れた訪問医や訪問看護師を見つけることをおすすめします。

認知症の方の場合も、患者さんとの接し方や薬の使い方で症状が大きく変わるので、認知症治療の得意な医師を探していただくと安心感がちがうと思います。

そのほか医療面では、リハビリテーションが必要な人には訪問リハビリを行う理学療法士が、歯の悪い患者さんには訪問歯科医や歯科衛生士が必要になります。栄養面で管理栄養士が必要な患者さんもいるでしょう。

さらに在宅ケアでは、容態が変化したとき緊急入院ができる病院や、介護する家族が疲れたときに使えるレスパイト（休息）用の病院、なども考えていかなければなりません。

もちろん、これらすべてをいちどきに準備する必要はありません。そのときどきの患者さんの状態に合わせ、「在宅ケアチーム」を段階的につくりあげていけばいいのです。そうすれば、安らかな自宅療養を安らかな看取りにつなげていくことが現実的になってきます。

「在宅ケアチーム」が支えた安らかな看取り

在宅ケアでは、ご家族の協力が大きな力となります。しかし、ご家族に介護力がなくても「在宅ケアチーム」がしっかりと患者さんとご家族を支えていけば、自宅で穏やかな最期を迎えることができます。そんな例をご紹介しましょう。

卵巣がんで入院したヒサエさん（79歳）は、末期と診断され、担当医から緩和ケア病棟（ホスピス）への転院か、自宅での療養をすすめられました。夫を亡くしたヒサエさんは40代の娘さんと暮らしていましたが、娘さんは仕事をもっているので、日中はヒサエさんがひとりで家にいることになります。

ホスピスへ……とも考えましたが、「家で過ごしたい」というヒサエさんの思いが強かったことから、娘さんは近くの訪問看護ステーションに相談に行きました。

訪問看護師と話してみると、介護保険を含めたさまざまなサービスをうまく利用すれば、日中ひとりでも大丈夫らしい、ということがわかりました。「前倒しで要介護認定を取ることができる」とも聞いたので、訪問看護師にさっそくケアマネジャーを紹介してもらいました。

要介護認定はふつう、申請してから認定が出るまでに1か月かかります。けれども、緊急の場合は認定を申請した時点で「前倒し」をして介護保険サービスを利用することができます。

ただし、申請日から認定日までの利用料はいったん全額を払い、認定結果が出たあとで9割の払い戻しを受ける、というちょっとややこしい手順を踏みます。さらに実際に認定された要介護度が「見込み」よりも低かった場合は、その差額を実費で払わなければならない、といったこともあります。しかし、一刻も早く介護保険を使いたい場合は、そんな方法もある、ということを覚えておいてください。

ケアマネジャーからの依頼でヒサエさんの訪問診療をすることになり、退院前のカンファレンスからかかわり始めました。そして、訪問診療が週1回、訪問看護師が週3回通う、というローテーションを組み、ヘルパーが昼と夕方の2回ずつ週5日間入り、病状観察と痛み止めの管理を行う訪問看護師と協力しながら、食事、排せつ、入浴、移動などを支援しました。

ぼくが訪問するのはヘルパーさんのいる時間でしたが、ヒサエさんは病院でお会いしたときとはまるで別人のように、ゆったりした表情をしていました。病院ではつらそうな顔をしていたので、「やっぱり家に戻ると、痛みが薄れちゃうのかなあ」と言うと、「そうなのよ、不思議ね〜。先生が笑わせてくれるからかもよ」と、ケラケラと笑います。

「笑う門に福来たる」ではありませんが、笑いが痛みを軽減する、ということは医学的にも証明されています。ですから、できるだけおちゃらけを言って、患者さんや家族に笑ってもらいます。ぼくはもともと関西人で、常にどこかに笑いがほしいほうですし、「冗談は顔だけにして」と言われるほど、とぼけた冗談が好きなので、患者さんや家族が自然と明るくなってくれるのかもしれません。

訪問看護師もヘルパーさんも明るい人たちで、笑いを家の中にあふれさせてくれたせいか、ヒサエさんはとくに強い鎮痛剤を使うこともなく、定期的な内服薬だけで暮らしていました。

それでも、家に戻ってから1か月が経過すると、食欲がだんだんなくなってきました。最初はゼリーやおかゆで栄養補給をしていましたが、それも食べられなくなり、1か月半を過ぎたころには水分しか摂れなくなっていました。

そのころには週に2回通うようになっていたので、お看取りの時期が近づいたことを伝えると、娘さんは会社を休んでヒサエさんのそばに付き添いました。

訪問看護師とぼくは、娘さんに「不安だったら、24時間、いつでも電話してね」と伝え、家に訪問したときには「呼吸困難が起こるかもしれない」といった、次に起こりそうな症状を説明して、娘さんがあわてないよう、こころの準備をしてもらいました。

娘さんとヒサエさんは、最期の最期まで言葉を交わし合い、さまざまなことを語り合ったようです。ヒサエさんが旅立った日には従妹もベッドサイドにいて、ふたりで見送りました。ヒサエさんの最期はとても穏やかで、大きく3回深呼吸したあと、眠るように亡くなったそうです。

安らかに逝くための5つの条件

100人以上の患者さんのお看取りをしていると、患者さんが最期まで自宅で安らかに過ごし、安らかな看取りを迎えるためには、いくつかのポイントがあるのが見えてきます。これまで取り上げた例でもお気づきだと思いますが、「最期までうまく過ごす」ためのポイントは5つあります。そのポイントをあげておきます。

①ご本人の意思がご家族全員にちゃんと理解されているか
②そのご本人の思いをご家族全員が支援しようとしているか
③ご家族に自宅療養と自宅で看取るための準備ができているかどうか
④ご本人とご家族を支える医療と介護の支援がちゃんとあるかどうか
⑤ご本人の痛みや苦しみを軽減するために、ご家族が話し合う時間をゆっくり取れるかどうか。

この5つのポイントのうち、とくに①と②は、ご家族の数が多ければ多いほどハードルが高くなっていきます。また、ご家族が結束していても、親戚などの外野がトラブルを持ち込むこともよくあります。

逆に①と②がシンプルなのは、「腹をくくったおひとりさま」や、理解し合った親子、ご夫婦などでしょう。もちろん、おひとりさまやおふたりさまは、③と⑤という少人数ならではの問題点があります。

さて、皆さんの場合はいかがでしょうか。まだ看取りのバッターボックスに立ったことがないからよくわからない、という人（たいていはそうでしょうね）に、おすすめしたいのがイメージトレーニングです。

自分を含めてこれから看取る人の顔を思い浮かべ、それを取り巻く家族の人間関係をこの５つのポイントで考えてみると、皆さんのご家族が抱える問題点や課題が見えてくると思います。

もうひとつおすすめしたいのは、みんなが元気なときに「看取り」の話題をご家族で楽しく語ることです。誰かが深刻な病気になってしまったら、「明るく」なんて語ることはできません。元気なときだからこそ、「どんな看取りを、どこで受けたいか」といった話題で、ワイワイやれるのです。

そうすれば、「あのとき、お母さんはこう言っていたなあ」とか、「お父さんは絶対、胃ろうはいやだと言っていた」というようなことが家族の記憶に残り、ご本人の意思に沿った看取りができるかもしれません。

後述しますが、エンディングノートに希望を書いておいたり、終末期の「事前指示書」を書いておいたりすれば、皆さんの希望する「自分らしい最期」がさらに確実に実現できると思います。

第2章　「看取りのレッスン」

看取りの常識・非常識

いま、病院で亡くなる人は8割以上。自宅で亡くなる人は2割もいません。けれども、「国民皆保険」が導入された約50年前までは、8割の人が自宅で亡くなっていました。

50年前と言うと、当時は親類の誰かが亡くなりそうになると、みんなでその家に駆けつけ、家族や親族が枕元を囲んで、亡くなっていく人を見守りながら送ったものです。

国民皆保険が始まった1961年には、医療費の自己負担率は5割でした。それがやがて3割に定着し、1973年には田中角栄首相が「列島改造」とともに「福祉元年」をぶちあげて、70歳以上の医療の自己負担を無料にしました。

コンクリートとブルドーザーで「列島改造」が進み、病院も次々と建てられた結果、ベッド数もどんどん増え、おまけに高齢者の医療費はタダだったので、それまで自宅で介護や療養を余儀なくされていた患者さんのご家族は、ちょっとした病気でも高齢者を病院に入れるようになりました。

いっぽう、夏暑く冬寒い自宅で療養するよりも、３食看護つきですべておまかせの病院のほうが安心でラクチン、と思う高齢者も増えていきます。かくして「高嶺の花」だった病院は、庶民が気軽に入院できる場所になっていきました。

病院というのは「治療」するところですが、多くの高齢者は治療のできない慢性病をもっています。そうした慢性病をもつ高齢者が病院に長居するようになり、病院のベッドが高齢者で占められた結果、家での「看取り」は非常識となり、病院での「看取り」が常識になったのです。こんな国は世界広しと言えど、日本しかありません。

とはいえ、病院暮らしも実はラクチンだけではありません。大部屋に入っていれば、周囲の人にいつも気を使っていなければいけないし、食事はお世辞にもおいしいとは言えません。おまけに、食べたくなくても決まった時間に食べさせられます。

１日のスケジュールは決まっていて、好きなときにお風呂に入ることもできません。だいいち、天井も壁もカーテンも真っ白け。せいぜい薄いピンクかブルーで、生活感というものが病院にはないのです。

短期間ならいいでしょうが、これが何か月も、ときには何年も続くとなったら、からだもこころも滅入ってきます。病院勤務の麻酔医だった20代、その当時では治療困難だった病気にかかって数か月間入院していたときは、ぼく自身も「ここで人生を終えるのか」と、とことん滅入っていたものでした。

ですから、「人生の最期は、住み慣れた自分の家で暮らしたい」という方の気持ちはよくわかります。実際、第1章でもご紹介したように、自宅に戻ると患者さんの表情が変わり、痛みさえ薄らいでしまう例は珍しくありません。

病院では5分おきにナースコールをし、ひたいに十文字を刻んでいた患者さんでも、自宅に戻り、介護スタッフと訪問看護師さんと在宅医が三位一体のチームとなって医療とケアをがんばると、ニコニコと穏やかな顔になるのは珍しいことではないのです。

その穏やかさを最期につなげることができれば、ご自身にとってもご家族にとっても、安らかな「大往生」が実現されるのではないでしょうか。在宅医療が充実してきたことで、それが看取りの常識になる時代がやってきました。

介護を受ける人の8割は認知症

高齢の患者さんは、まさに病気の問屋。病気が歩きながらいろんなところで「同時多発」しています。中でも高齢になればなるほど併発しやすいのが認知症。介護を受けている人の８割は認知症をもっている、とよく言われますが、ぼくが診ている患者さんの８割も、なんらかの病気と一緒に認知症をもっています。がんと認知症を併発している患者さんもいます。

厚生労働省研究班の調査によると、２０１２年の65歳以上の高齢者のうち、４６２万人が認知症、ＭＣＩ（軽度認知障害）も４００万人と推計されました。65歳以上の認知症有病率はこれまで7〜８％と言われてきましたが、この調査によると15％にものぼります。

「看取り」という視点から見ると、もっている病気によって終末期の迎え方はちがいます。

たとえばがんの場合、落ちついた状態が続いていたとしても、治療がもうできない末期を迎えると、ごく短期間で亡くなる場合もあります。

最期の時期がある程度、予測できるのは「がん」だとも言えますが、それ以外の病気では、いつ最期を迎えるか、ということはなかなか正確には言えません。

心臓や肺などの呼吸器が悪かったり、脳血管性疾患がある場合は、発作や呼吸器不全、梗塞などで急激に悪化する時期が何回かあって、そのたびに体力が低下し、最後の発作で亡くなります。発作を何度となく繰り返すことが多いので、療養生活もお看取りも穏やかとはいかないのが、こうした病気です。

認知症や神経難病、ゆっくりと進行する慢性の病気や老衰では、状態がダラダラと低下していきます。寝たきりになってもすぐに終末期になるわけではなく、いつ最期を迎えるのかは、直前にならないとわからないことがよくあります。飲み込み（嚥下）の機能が低下することによって誤嚥が起き、誤嚥性肺炎を何回も繰り返しているうちに亡くなることの多い病気です。

認知症のさまざまなタイプ

「たかせクリニック」の患者さんでいちばん多いのが、認知症の方たちです。当然、お看取りをするのも、認知症の方が中心になってきます。

「認知症になったら、何年くらい生きるものなのでしょう」

患者さんのご家族を対象としたセミナーをすると、こんなことをよく聞かれます。もちろん人によってちがいはありますが、老年性の認知症はおおむね７年から15年かけてゆっくりと症状が進行し、終末期に至ります。

認知症とひとくちに言っても70種類近くあると言われ、タイプもさまざまです。代表的なものは多い順に、①アルツハイマー病、②レビー小体型認知症、③脳血管性認知症、④前頭側頭葉型認知症（ピック病）の４タイプです。別表で認知症の種類と特徴をあげておきますので、参考にしてください。

認知症の中でもっとも多いアルツハイマー病では、ほかの認知症よりやや生存期間が長く、ゆるやかなスロープを降りるようにゆっくりと10年ほどかけて進行していきます。

２番目に多いレビー小体型では、７年ほどの間にゆるやかに終末期に向かいます。また、脳血管性では発作を何度か繰り返して、そのたびに階段状に進行することが多く、やはり７年程度で終末期を迎えます。ピック病とも呼ばれる前頭側頭葉型で

認知症の種類

疾患	アルツハイマー型認知症	前頭側頭葉型認知症	レビー小体型認知症	脳血管性認知症
疫学	女性に多い	性差なし　若年	認知症	脳血管性認知症
発症	ゆるやか	おだやか	ゆるやか	比較的急
進展	スロープを降りるように	ゆっくりと進行	進行性、動揺性	発作のたびに階段状に進行(例外あり)
全経過	10年(2〜20年)	2年〜8年	アルツハイマーより短い(7年)	7年
記憶障害	初めから出現	短期記憶は保たれる	初期はアルツハイマーに比べ軽度	比較的軽度
運動障害	重度になるまで出現しない	異常行動がある	パーキンソン様症状。転倒が多い	精神症状に先行して出現、あるいは並行して悪化
精神症状・徴候	物とられ妄想(アルツハイマーに特徴的。軽度で出現)	自制力の低下・人格変化　病識はない	ありありとした幻視、失神。意識の動揺、注意力障害	意欲、意識、感情
予防・治療	軽度のアルツハイマーでは、塩酸ドネペジルが半分の症例に9〜10か月間有効	予防法・治療法はなく、介護が中心	精神症状については塩酸ドネペジルが有効	生活改善、薬物(抗血小板治療法など)による予防が可能
その他	感情、運動は重度になるまで保たれる	万引きなどの軽犯罪を犯すが、反省したり説明したりできず、同じ違法行為を繰り返す場合が多い	向精神薬への過敏性	局所の神経症状(片マヒ、構音障害、嚥下障害、歩行障害、尿失禁など)

は2年から8年かけて、ゆっくりと進行していきます。

アルツハイマー病には「中核症状」と呼ばれる共通の症状が４つあります。①記憶障害（数分前の記憶がない）、②見当識障害（日付、場所、人の顔がわからない）、③判断力障害（いろいろなことが判断できない。お金の支払いができないなど）、④言語機能障害（人の言葉が理解できない、言いたいことが言えないなど）です。

そして、期間にはちがいがありますが、認知症は「初期」「中期」「後期」の３つの時期に分かれます。

3つの段階を経る認知症

女性に多いアルツハイマー病の初期には、皆さんもご存知のように、「もの忘れ」などが起こります。最初は料理がうまくいかなくなったり、器具の使い方がわからなくなったりします。買い込んできたお豆腐で冷蔵庫が一杯になっていることもあれば、「嫁がお金を盗んだ」といった「物とられ妄想」が起こることもあります。

60歳以上の男性に多いレビー小体型認知症の初期には、もの忘れの症状はあまりないことが多いといわれており、そのかわり「幻視」の症状が出てくるのが大きな特徴です。家族には見えない人と話していたり、庭に咲いている花を見て「人がいっぱいいる」と言ったり、虫やネズミがいる、と騒ぎ出すこともしばしばです。

レビー小体型認知症のもうひとつの特徴は、最初の一歩がなかなか踏み出せない、前のめりになってチョコチョコ歩く、からだが常に傾いているなど、パーキンソン病に似た症状が出ることです。そのため、レビー小体型認知症とは気づかれず、パーキンソン病やうつ病と診断されて悪化することが多い病気です（もちろん、両方が合併することもあります）。

脳血管性認知症は、脳卒中（脳梗塞、脳出血）の発作を起こしたあとや、本人の自覚がないのに脳のあちこちで起こっている「無症候性脳梗塞」が積み重なって進行していく認知症で、血管の詰まった場所や範囲によって症状は異なります。記憶力の低下のほか、めまい、しびれ、言語障害、知的能力の低下もよく見られます。

大脳の前頭葉と側頭葉が委縮することで起こる前頭側頭葉型認知症は、これまでの3つのタイプの認知症とは症状が大きく変わります。特徴のひとつは人格や性格が極端に変わってしまうことで、おとなしかった人が急に派手好きで騒がしくなったり、温厚だった人が怒りっぽくなったりします。

また、社会性がなくなり、なじみの店で万引きをしたり、店頭に並べられた食品をお金も払わず食べたりします。他人とのコミュニケーションが取れず、トラブルを起こしやすくなったり、特定の行動に固執したりするのも特徴のひとつです。

その初期段階では、「もの忘れ」の症状がほとんど出ないので、認知症とは気づかれず、おかしいと思っているうちに、症状がどんどん進んでいきます。専門医でないと的確な診断ができないため、精神病を疑われて投薬を受けている間に悪化することが多く、もっとも治療がむずかしい認知症のひとつと言えるでしょう。

認知症の中期にはいわゆる「問題行動」と呼ばれる徘徊、暴力などの「周辺症状」が顕著になることがあります。そして、後期になると全身の機能が衰え、歩行や嚥下が困難になる、という3つの段階を経て、看取りの時期へと向かって行きます。

家族に病気を知ってもらう

この認知症進行の3段階は、実は脳の3階建て構造にかかわっています。脳にはものを考えたり創造したりする脳の「新皮質」がいちばん上（3階）にあり、生きていくための本能・情動、欲望をコントロールする脳の「大脳辺縁系」が2階に、いちばん下の1階には生命装置の根幹である「脳幹・脊髄系」があります。

認知症でまっ先に顕著になるのは「もの忘れ」ですが、それは最上階の脳が「記憶」をつかさどっているからです。認知症はまず、3階の脳の神経細胞が障害を受けるところから始まります。すると認知機能や実行機能に問題が起こり、ものを忘れたり、自分の居場所がわからなくなったりするのです。

次に2階の大脳周辺系の神経細胞が障害を受けると、欲望がコントロールできなくなり、「徘徊」や「暴力」などの「周辺症状」（BPSD）が始まります。しかし、これはすべての人に起こるわけではなく、症状にも重い軽いがあります。

そのうちに何かやりたいという欲望もなくなって、穏やかになってきます。そして、呼吸や循環を調節する1階まで進むと嚥下や呼吸が困難になり、とくに延髄の部分に障害が起きるようになると、いつ亡くなってもおかしくない状態になります。

認知症の患者さんのご家族には、この3層構造をさらに噛みくだいてお話しします。「もの忘れというのは、脳の中の3階部分が壊れてくることから始まるんです。

脳というのは３階部分だけが壊れるわけじゃなく、２階から１階へとだんだん壊れていくんです。お母さんはいま、３階から２階に下りた状態なので、まだいろんな葛藤があるけれど、これからだんだん穏やかになっていくと思いますよ」と。

実はここでお話ししているお母さんには「夕暮れ症候群」と呼ばれる帰宅願望があります。自分の家にいるのに、毎日３時になると「家に帰らせていただきます」と、外に出ようとするのです。引きとめようとすると大騒ぎするので、家族は疲れ果てています。

こうした症状は「周辺症状」と呼ばれますが、この「周辺症状」は月単位で症状が出たり、消えたりします。そこで、３層構造の話のあとにこのことをつけ加え、「この状態は１年までは続かないけれど、３か月、４か月、続くことはあるかもしれませんね」とお話しして、「お母さんにはどこかに帰る理由があるので、無理に止めようとしないで、しばらくの間、〝行ってらっしゃい〟と送りだし、あとをつけてみたらいかがですか？」といった助言をしてみます。

薬について説明することもあります。非定型性の抗精神病薬を使うと、そうした症状がもう少し短い期間で終わったり、状態を軽減したりすることもあるからです。

薬については、たとえば骨折のリスクが少し増えるとか、寿命が短くなるというデータがある、といったマイナス面もきちんとお話しします。

そうすると、「半年くらい短くなっても、たいして変わらないから、いまの症状を取ってもらったほうがいい」というご家族もいますし、「命が短くなるとかわいそうだから、使わないことにします」というご家族もいます。

薬は使いたくない、というご家族には「家族ができること」について、もう少しお話しし、一緒に考えていきます。こうしたことは、いっぺんにお話ししても忘れてしまうので、その時期その時期で説明をしていきます。急変に関しても、「こういう可能性がありますよ」ということを事前にお話ししますし、ゆるやかな進行ばかりではなく、突然、亡くなる場合がある、ということもお話ししています。

在宅医療のいいところは、こういう時間をたっぷり取れることです。ぼくはご家族とのコミュニケーションが大好きですし、ご本人やご家族にきちんとした知識をもっていただくことが、よい「在宅ケア」とよい「お看取り」につながっていく、と考えていますので、ときにはご家族とのミニバトルも含めて、その時間を楽しんでいます。

レビー小体型認知症の介護について

ここでアルツハイマー病に次いで脳の細胞が少しずつこわれる変性性認知症の中で2番目に多い、レビー小体型認知症について少し取り上げておきます。

レビー小体型認知症は、脳全体にレビー小体と呼ばれる物質が沈着して起こる認知症で、原因はよくわかっていません。大きな特徴は前述したパーキンソン症状と幻視症状ですが、転倒のリスクが非常に高く、入浴の事故や、自律神経障害やせん妄もあるため、アルツハイマー病以上に注意深く見守らなければいけない認知症です。最近では、このレビー小体が脳のような中枢神経系だけでなく、消化管など体全体の臓器にたまるといわれています。

レビー小体型認知症が小阪憲司先生によって発見されたのは30年以上前ですが、医療者の間でもなかなか知られることがなく、パーキンソン病などとまちがえて診断され、薬によって悪化することが多い病気でした。最近では幻視があると「レビーかな」と言われるようになってきたのは、大きな進展です。

在宅診療では患者さんに教えられることがたくさんありますが、レビー小体型認知症でも記憶に残る患者さんがいます。

せん妄を起こして火災報知機を押してしまう80代のお母さんがいました。ふだんは取りたてて不審な行動はないのですが、お父さんの不在時にマンションの火災報知機を押してしまいます。しかも徹底した病院嫌いなので、病院に連れて行き診断してもらうこともできません。

地域包括支援センターからの依頼で、最初に訪問したときにも、マンションの前には救急車と消防車が止まってサイレンがワンワン鳴っていました。お母さんがまた火災報知機を押してしまったのです。

お父さんと相談し、非定型系の抗精神病薬を使ったら、お母さんの火災報知機押しグセはピタッと止まりました。原因はせん妄で、詳しい検査はできないままでしたが、何らかの精神疾患も合併していたのだと思います。

お母さんの訪問診療を始めてしばらくたったころ、お父さんの歩き方がおかしいのに気がつきました。首を曲げてとぼとぼ歩いているのです。聞いてみると近所の病院でパーキンソン病の診断を受け、薬を飲んでいると言うのですが、どんどん認知症状が進むので、治療が合っていないのではないか、と思いました。

そこで近距離介護をしている娘さんに、「ちょっと病院を変えて検査してみませんか」と相談し、いい専門医のいる病院を紹介しました。診断の結果はレビー小体型認知症でした。

パーキンソン病とレビー小体型認知症では、治療や薬に対する考え方がまったくちがいます。パーキンソン病では、ありったけの薬を使って進行を遅らせますが、レビー小体型認知症の患者さんは薬に対してとても敏感なので、薬は必要最小限に控えるようにしないといけません。

お母さんは肺炎を起こして亡くなり、その後、お父さんも４年ほど受け持って、治療はうまくいっていましたが、ある日、珍しくせん妄を起こしました。

そこで娘さんに「なにか病気が隠れているかもしれないから、入院して検査するのもいいかもしれませんよ」と助言すると、娘さんは検査入院を決めました。ところが、お父さんは入院中に亡くなってしまったのです。

そんなふうに見かけは元気でも、せん妄のかげに尿路感染症や肺炎などを起こしていて、検査入院したら急に亡くなってしまうこともあります。お父さんの場合は肺炎でした。

レビー小体型認知症の人は約50万人いると言われています。このお父さんのように、パーキンソン病かと思っていたらレビー小体型認知症だった、というケースは少なくありません。また、パーキンソン病からレビー小体型認知症に移行する人も多いので目配りが大切です。

パーキンソン病と診断されていながら認知症状が進んでしまう方、アルツハイマー病と診断されて認知症の薬を増やしたら、せん妄や暴言などが多くなったという方は、レビー小体型認知症を疑っていい専門医を見つけてください。

脈診を学んで急変にそなえる

ご家族にお伝えするのは、「病気そのもの」へのこころがまえだけではありません。容態が急変したときにどうするか、といったことも、できるだけお話しするようにしています。

家で安らかな看取りを望むなら、終末期になったら容態が急変しても救急車を呼ばないようにするのがいちばんですが、ご家族がその判断をするのは、なかなかむずかしいだろうと思います。

そのために、家での看取りを希望されているご家族には、早い段階で「呼吸が止まったとき」の脈の取り方を学んでもらいます。目の前でご本人の呼吸が止まってしまったらどうするかと言うと、まず手首の動脈を3本指で触れます。首の喉ぼとけの横のくぼんだところには頸動脈がありますので、こちらは両手の3本指で触れる。これもわりと早い段階で学んでもらいます。

そして、脈が止まっていたら、そのときはあわてないでくださいと、繰り返し伝えます。というのは、脈が3分以上止まるということは、脳に酸素が行かず脳死状態になっているので、ここで救急車を呼んで人工呼吸をしても、意識が戻ることがまずないからです。

在宅医の基本は、訪問したら必ず患者さんのからだにタッチすることです。訪問診療の際に話を聞き薬だけチェックするお医者さんもいて、血管を触ることの大事さというのはあまり語られていませんが、良心的なお医者さんは血管を触ります。というのは、血管を触ると硬さがわかるからです。

認知症の患者さんでお医者さんが大嫌いな奥様がいました。いつもおいしいお茶をいれてくれ、ぼくも「お母さん」としたっていたのですが、この方の場合は、ちょっと腕の撓骨動脈を触ってみると血管が硬かったので、お手洗いまで追いかけていって血圧を測ったら、上が２００くらいありました。

このご家庭ではご夫婦ともに認知症で、お父さんにかかわっていたら、だんだんお母さんのほうも気を許してくれるようになりました。血圧を測らせるのはいやがっていても、お茶を出してくれます。そのお茶がおいしかったので、「お茶、おいしいなあ、お母さんが入れてくれるお茶はおいしいよ」とお世辞抜きで言いました。そして、「お礼に、タダでいいから血圧を測らせてよ」と持ちかけました。お母さんは「ええっ？　いやよ」と言って逃げるのですが、そんなにいやそうではなかったので、「ねえねえ」と追いかけて、とうとう測らせてもらいました。

そして、こんなふうに持ちかけて、高血圧のお薬を処方させてもらいました。「お母さん、昔だったら血圧は大変なんだけど、いまはいい薬があるから、ちょっと試してみない？　どうせ、お父さんが薬を飲むんだから、お母さんも1錠ぐらい飲んでもいいじゃないですか。若がえりにもなるし」

手首の脈を取るのは、３本指がポイントです。触れるとドキドキしているのがわかります。このドキン、ドキンの強さで血圧の変化を感じることができますし、血管の硬さも介護しているご家族がふだんから触れていれば、わかるようになります。試しに皆さん自身やご家族に血圧がとても高い人がいて、血圧降下薬を飲むことになったら、薬を飲み始めた日から手首の脈に毎日触ってみてください。薬で血圧が下がってくると、脈が柔らかくなってくるのが触感でわかるはずです。

これは脈診と言いますが、これを覚えると検査で動脈硬化度を調べなくても、脈の強さや硬さがわかってきます。これをご家族やヘルパーさんに教えると、介護のレベルも上がってくるので一石二鳥です。

触診と聴診でわかるからだの状態

話のついでに、足の脈についてもお伝えしておきましょう。足の甲のところに足背動脈という動脈がありますが、ここに3本指を乗せて脈を取ると、足の動脈の健康度が測れるのです。

患者さんでもタバコをたくさん吸っている方には、「足の色が悪いよ」と言って足背動脈にふれ、脈の動きが弱いときは、検査をしたりすることをすすめています。糖尿病でタバコを吸っている人は、閉塞性動脈硬化症という血管の病気になりやすいからです。悪化すると足を切断しなければならなくなるこわい病気なので、早めに検査を助言しなければなりません。

高齢者はご本人が知らない間に、いろんな病気を抱えていることがあります。とくにタバコを吸っている患者さんには足背動脈に触れ、肺気腫や閉塞性動脈硬化症がないかどうかを調べることが大切です。

この足背動脈の触診も、患者さんのご家族に学んでいただくことのひとつです。ここから先は医師の仕事になりますが、次はリンパ節が腫れているかどうか。リンパ節ではがんを見つけることもありますが、おもに診るのは甲状腺の状態です。心拍数が速い方には喉仏の上を触ってみます。甲状腺の機能が低下していると徐脈(脈が遅くなる)になり、認知症状が出ることがありますし、頻脈(脈が早くなる)なら甲状腺機能亢進症(バセドウ病)、ということも触診である程度わかるからです。

聴診器では背中の4か所と前の心臓まわりを診ます。右の後ろ側は無気肺があるかどうかのチェックです。肺炎を繰り返していると空気の入りが悪くなりますし、タバコをたくさん吸っていると肺気腫になりやすいからです。

心臓まわりの聴診では、不整脈のあるなしを調べます。それと弁の硬さ。高齢になると弁が硬くなりますが、その硬さが音でわかります。シュッシュッという音が聞こえたりしてきたら、すぐに病院での検査が必要かどうかを判断します。そうやって病院に行くタイミングを助言することも、在宅医の役割のひとつです。

触診をするのは単に診断のためだけではありません。患者さんには「医者嫌い」や「病院嫌い」の方が少なくないので、触診はボディタッチを通じて患者さんとコミュニケーションする手段でもあるのです。そこでこころが通じ合えば、もう少し医療になじんでもらえるのではないか、という期待があります。

そして、こちら側にちょっと近づいてもらったところで、少し肩を押して薬を飲んでもらったり、検査に行っていただいたりすれば、患者さんが脳梗塞や心筋梗塞を起こして救急車で病院に担ぎ込まれる、といったことも少なくなってきます。

病院との連携で急変にそなえる

高齢者の自宅療養で、急変の大きな原因となるのは肺炎です。日本人の死因はこの20年間、①がん、②心疾患、③脳血管性疾患でしたが、2012年に3位が肺炎に入れ変わりました。高齢者の場合は誤嚥性肺炎がその7割を占め、90歳以上の死因は、1位が心疾患で2位が誤嚥性肺炎です。

誤嚥というのは、唾液や食物、胃液などが気管に入ってしまうことです。喉の下には弁があり、ふつうは口からの空気を気管へ通し、食べるときだけ気道が閉じて食べ物が食道へ入って行きます。

しかし、加齢とともにその弁の働きが鈍くなり、食道に入るべき唾液や食物が気管に入りこむことが増えてきます。むせて吐き出すことができれば問題はありませんが、それができないと気管に入ってしまいます。

とくに認知症の人が「後期」に入ると、弁の動きと嚥下機能が低下するために誤嚥を起こすことが増え、誤嚥性肺炎を繰り返します。原因は食べ物というよりも唾液で、ふつうの人でも眠っている間は唾液を少しずつ嚥下していますが、嚥下機能が低下するとその唾液の誤嚥が激増するのです。

唾液には多くの細菌が含まれています。とりわけ高齢になって歯磨きなどの口腔ケアをよくしていない人の唾液は、さらに多くの細菌を含んでいます。この唾液が抵抗力の弱くなった高齢者の気道や肺に入ると感染症を起こしやすくなり、肺炎、敗血症、多臓器不全という経路をたどると、容態が急変します。

高齢者の肺炎は典型的な症状が出にくいことが多いため、発見が遅れて重症化することが少なくありません。高齢者は糖尿病や心臓病、慢性呼吸器疾患などの合併症があったり、低栄養の場合も多いので、これらも肺炎の重症化の原因となっています。若い人の肺炎では、「38度以上の高熱」「激しい咳や濃い色の痰」が特徴ですが、高齢者の患者さんは熱も咳もなく、何となく元気がない、ぐったりして食欲がない、軽いせん妄を起こしている、といった症状だけのことが少なくありません。

なんとなくヘンだな、という程度の状態が続くのですが、全体的な経過を観察していると、「肺炎かな」とか「尿路感染症かな」というのは、経験を積んだ医師ならだいたいわかります。だから、ターゲットを絞って1日か2日抗生物質を投与し、効かないときには「入院してみますか？」と、ご家族に提案することもあります。

というのは、まだ看取りの時期ではない患者さんには、場合によっては入院することも必要だからです。重症化しない状態で信頼できる地域の病院に患者さんを送りこみ、きちんとした治療を1週間ほどしてもらえば、患者さんは回復し、自宅に戻ってくることができます。

しかし、患者さんの容態の急変にあわてた家族が救急車を呼んだりすると、知らない救急病院に運ばれて、ときには人工呼吸器をつけられてしまう場合もありますから、在宅医の責任は重大です。

患者さんに自宅で安らかな最期を迎えてもらうためには、患者さんの在宅療養を担当する医師が、信頼できる地域の病院との連携をいくつももっていることが必要です。とくにがんの患者さんでは緩和ケア病棟（ホスピス）や、検査や輸血ができる地域の病院との連携が必須ですが、がん以外の患者さんでも、急変時や検査にそなえておくことが大切です。

よい在宅医がよい病院とつながっている――。こうした「病診連携」が当たり前になれば、患者さんは安心して在宅療養ができるようになりますし、安らかな最期も迎えることができます。

東京都大田区では、医師会が中心になっていろんな取り組みをしています。地域のかかりつけ医と病院の専門医がうまく連携していくためのツール「認知症連携パス」をはじめ、地域の病院と診療所がネットワークをつくる「病診連携」にも力を入れています。

在宅療養を始める患者さんやご家族が、もっとも必要としているもののひとつは、在宅医療についての情報です。大田区では区の助成で3つの医師会がそれぞれ医療ソーシャルワーカーの常駐する「在宅医療連携調整窓口」を設け、病院、ケアマネジャーばかりか、患者さんとご家族の相談にも乗り、在宅医、訪問看護師、歯科医師、薬剤師などを紹介しています。

この動きは東京都全体にも広がって、数年以内に都内全23区で「在宅医療連携調整窓口」ができるそうです。

平穏死をむずかしくする多臓器不全

64ページでも触れましたが、90歳以上の死因の1位は心臓です。なぜかと言うと、高齢期の血管は古い水道管と同じで、どこが破れて、どこが噴水になるのかというのがわかりません。原因はそう、動脈硬化です。

人間の血管は地球2周分の長さがありますが、高齢期になると動脈硬化が進むので、そのどこが切れるかわからない人が多いのです。そして、切れたところが運悪く心臓だったり、脳だったりすると、死に直結する可能性が高くなります。

運よく助かっても、何か衝撃があれば砕け散るガラスのような心臓になったり、脳の場合は片マヒのような障害が残ったりしますから、なかなか平穏な老後にはつながりません。とくに血圧の高い患者さんには、かかりつけ医になった早い時点でこういうことも説明し、日ごろの生活や血圧に気をつけてもらうようにしています。

「人は動脈とともに衰える」というのは、101歳の日野原重明先生が敬愛するウイリアム・オスラー先生が、100年ほど前に言った有名な言葉です。それを日野原先生が「人は血管とともに衰える」と言い代えました。

これは生活習慣病を多くもっている男性に、とくに肝に銘じてほしいことです。タバコが好きで、お酒が好きで、おまけに糖尿病があるとなると、動脈硬化から心臓疾患や脳卒中の道へまっしぐら……ですから。

ところで、高齢期にはいろんな病気が「同時多発」すると書きましたが、その最たるものが「多臓器不全」です。人間のからだには生命を維持するために必須の臓器――腎臓、呼吸器、肝臓、血液系（とくに血小板、凝固系）、心血管系、消化器、神経系の７つの臓器やシステムがあります。

それらの機能が相次いで損なわれるのが多臓器不全です。とくに感染によって細菌がからだ中に広がる敗血症や、重度の火傷《やけど》やショックなどによって急激に起こった場合は、死に至る危険性があります。

ある意味では老衰もごく軽症の多臓器不全と言えますが、安らかに老いていくためには、これらの臓器の機能がなるべく落ちないように、自分でも気をつけることが大切です。とくにガラスの心臓や片マヒのからだになったら、ご本人もご家族にも困難な日々が待っていますので、生活習慣病＝動脈硬化に気をつけてください。

介護家族のこころを支える

脳卒中を起こして障害が残っても、在宅ケアを支援する体制がうまく取れれば、穏やかな在宅療養と、安らかな最期につなげることができます。

78歳のサチコさんは、83歳のご主人、55歳の独身の娘さんと同居していました。5年前に脳梗塞で倒れたサチコさんは右半身にマヒが残り、右手がうまく動かせず、右足も感覚がなくてうまく歩けません。認知機能もだんだん低下し、歩くことにも意欲がなくなって、車椅子を使うことが多くなりました。

娘さんにはパニック障害があり、ときどき発作を起こして不安定になるため、サチコさんの介護はご主人が中心になっていました。けれども、サチコさんを支えようとがんばり過ぎて、ご主人も〝介護うつ〟の状態になってしまったため、ケアマネジャーから相談されました。

実はぼくは「家族療法」（システムズアプローチ）をベースにホームケアをしています。これは、患者さんだけではなく、ご家族もふくめてこころのケアをする療法で、病院の小児科勤務時代には力を入れていました。お子さんのぜんそくや不登校が、ご両親の精神面をケアすることで治ることが少なくないからです。

家族療法と言っても、たいしたことをやるわけではありません。笑顔でじっくりご家族の話を聞くだけです。そして「よくやっていますね」とご家族を繰り返しほめ、「大丈夫ですよ」という声がけを繰り返す。それだけで、ご家族の雰囲気が少しずつなごんできます。

娘さんも交えていろんな話をする中で、ご自分の治療に積極的ではなかった娘さんとご主人に、メンタルクリニックを紹介して通ってもらうことにしました。こういう場合は患者さんとご家族の担当医を分けたほうが、お互いにとっていい距離感ができます。

家族に看取りのレッスンを

サチコさんの場合は、デイケアでのリハビリやショートステイ、ホームヘルパーを活用して介護の負担を減らしたこともあって、ご主人の顔も次第に明るくなってきました。ご家族に余裕が出てくると、患者さんの状態も安定します。

けれども、２年ほどたつとサチコさんは誤嚥性肺炎を繰り返すようになりました。入院も何回か重ねたので訪問看護師さんにも入ってもらい医療と介護スタッフ全員が一丸となって、ご家族に対する看取りの指導と支援を開始しました。

そこでいつものようにご家族に、転倒の危険性や誤嚥性肺炎を繰り返すリスク、脳梗塞も気をつけないと再発するかもしれないなど、これからサチコさんに起こりうることをお話ししました。

そして、いまは何とか食べているけれど、口から食べられなくなったらお看取りの時期が近い、ということや、点滴をしない理由、容態が急変しても「救急車を呼ばない」など、看取りのこころがまえと脈の取り方を学んでもらいました。

看取りの判断は「口から食べられなくなったとき」とよく言われますが、実はそれは正確ではありません。口腔ケアがおざなりで嚥下機能が低下してしまったり、食べ物の形態が合わなくてうまく嚥下ができない、といった理由で食べられなくなることもあるからです。

また適切な抗精神薬で脳を少し刺激すると、食欲が戻ることもあります。ですから「食べられなくなる」というのは、それらをすべて試したあとの判断となります。サチコさんの場合はそれをすべてやったあとでしたから、「口から食べられなくなったら、お看取りの時期になる」と言ったのです。

点滴をしないのは、終末期になると人間のからだは「省エネモード」になって食べ物と同じように水分もほしがらなくなるからです。病院では１日１０００〜２０００mlもの点滴をするのがふつうですが、点滴をするとからだがむくんだり、腹水や胸水がたまって患者さんがかえって苦しい状態になりますし、水分を入れると痰も多くなって咳き込みが多くなります。

そんなわけで、在宅医は看取りを控えた患者さんには点滴や経管栄養を極力控える、という方針を取ります。「枯れるように死ぬ」のは人間のからだの摂理にかなっていると同時に、患者さんにとっても安らかな方法だからです。

とはいえ、「何もしないで見ているのは苦痛だ」というご家族もいらっしゃるので、そういう場合は２５０〜５００ml程度のブドウ糖点滴を行います。サチコさんの場合も、ご主人から「点滴を少し」と頼まれたので、５００mlだけ入れました。

こうしたレッスンをしておくと、ご家族も落ち着いてお看取りをすることができます。サチコさんが亡くなられたという電話を受けて訪問し、死亡診断書を書いてから１か月後、ご家族の様子を見に伺いました。ご主人と娘さんがどうされているか、心配だったからです。

サチコさんの遺影を前におふたりが「おかげさまで、いい看取りができました」

と、何度も語ってくださったので、ぼくもホッとしました。

そのあと、介護中の四方山話に花が咲き、おふたりから笑いが出るようになると、「医者をやっていてよかった、よいお看取りをしたいから在宅医をやっているんだなあ」とつくづく思ったものです。

末期がんの看取り時期

認知症や慢性疾患、老衰については、最期の時期はなかなか予測できませんが、末期がんの場合はある程度、予測がつきます。しかし、がんから来るさまざまな痛みを和らげる必要があるので、どんな場所で療養するのかということが、ご本人やご家族の大きな課題となってきます。

末期がんの患者さんやご家族には、自宅での療養は大変だと考える方や、痛みのコントロールが自宅でちゃんとできるのか、と不安に思う方がたくさんいます。

けれども、がんの患者さんはある時期まで自分でいろんなことができるのと、寝たきりになる時期も短いので、ご家族の介護負担は認知症の患者さんよりも少ないかもしれません。

また、痛みのコントロールについても、自宅でも病院と変わりのない緩和ケアが可能です。痛みを抑える薬も飲み薬の麻薬から、座薬、貼り薬まで、使いやすいものがそろっていますし、鎮痛剤の副作用を抑える薬も、いろいろ開発されています。

ですから、末期がんの患者さんの看取りは、経験豊かな在宅医と訪問看護師がいれば自宅でも安心してできるのです。むしろ、「病院よりも在宅のほうが、がんの看取りに適している」という病院医もいるくらいです。

がんではよく「予後○か月」などと言われますが、実際には残されたいのちの時間を予測するきちんとした方法はありません。それでも、ある時期になれば、ある程度の予測が可能です。ある時期、というのは、抗がん剤の効果がなくなったときと、その後、体力が衰えてきて通院ができなくなってきたときです。在宅医療の出番もそこから始まります。

通院ができなくなってから、残された時間は数か月、多くは３か月以内、と言われています。と言っても「余命６か月」と言われて家に戻った人が、２年以上過ごした例もありますし、「１週間くらいは……」と言われたのに、家に戻って２日後に亡くなった、などという例も珍しくありません。

まさに予測は「ある程度」の範囲なのです。

がんで安らかに旅立つには

「たかせクリニック」の患者さんにもがんの方がいらっしゃいますが、ほかの病気の患者さんとは少しちがった特色があります。それはある意味当然のことですが、患者さんやご家族の顔が病院に向いている方が少なくない、ということです。

がんの患者さんには大学病院や大きな病院に主治医をもつ方が多く、そこで薬の調整をするので、在宅医は薬をあまりいじれません。モルヒネなどの調整をしたいときでも、病院にいちいち了解を取らないと、患者さんやご家族が納得しないことも多々あります。

患者さんは、その病院の担当医との長い歴史をもっています。ですから、患者さんの信頼感は理解できますし、「なにかあったらいらっしゃい」「いつでも連絡してください」という担当医の言葉は、こころ強いものです。

もちろん容態の急変したときや、家族のレスパイトのための病院も、がんの患者さんにとっては必須のものです。しかし、大きな病院の場合、「いつでもいらっしゃい」と担当医に言われても、実際には連絡が取りにくいことが多く、満床のため緊急の入院受け入れをしてくれないこともあります。

容態が急変したのでご家族が救急車を呼んだら、その病院にはベッドがないから と別の救急病院に送られ、そのまま患者さんが見知らぬ病院で亡くなってしまったこともありました。

がんの患者さんには年齢的に若い人が多いので、「もう治療はありません」と言われても、最期まで治療を求めてがんばる人が少なくありません。治りたい一心で抗がん剤を飲み続けたり、代替治療を一生懸命やったりして、苦しみの中でいのちをすり減らしているのではと思うばかりの人もいます。

いっぽう自宅で緩和ケアをしながら、安らかに死んでいきたい、と思っても、在宅で緩和ケアができる医師がなかなか見つからないこともあります。医療用麻薬を使うには施用免許が必要ですが、これを取得しようという開業医がまだまだ少ないことも事実です。

在宅医療を始めたころ、緩和ケアについての知識はぼくもほとんどありませんでした。しかし、在宅で患者さんを安らかに看取るためには、さまざまなことを勉強しなければなりませんし、病院の医師たちともいいネットワークをつくっていかなければなりません。緩和ケアについても、チームで学んでいく必要があります。

もしも、「自宅で最期まで安らかに」と思ったら、いい訪問診療医を見つけてください。そうすれば、在宅医、訪問看護師、訪問薬剤師、ケアマネジャー、ヘルパーなどによる「在宅ケア支援チーム」をつくってくれるはずです。

「在宅ケア支援チーム」で安らかなお看取りを

むずかしいお看取りを安らかなお看取りにするには、在宅医、訪問看護師、訪問薬剤師などの「医療チーム」と、ケアマネジャー、ヘルパーなどの「介護チーム」そして、ご家族（介護者）のチームワークが、とても大きな要素になってきます。

80代のヒロシさんは、昔からのお酒飲みで気分のアップダウンが激しい人でした。奥さんを亡くしてからはさらにその傾向が強くなり、脳血管性認知症と高血圧に加え食欲がなくなっているのに、ヘルパーさんがなかなか家に入れてもらえず、ケアマネジャーは困り果てていました。

ご家族は精神の病気を抱えているけれど、なんとかうまくやっている長男とのふたり暮らし。ヒロシさんに食欲がないのを心配したケアマネジャーは長男と相談し、訪問診療を入れることにしました。

しかし、「こんにちは、たかせクリニックです」と家に入ろうとすると、「なんだぁ～」と大声を出して入れてくれません。最初のうちはケアマネジャーと看護師に息子さんも加わって、みんなで「まあまあ」と言いながら入れてもらっていました。

そのうちにだんだん慣れてきて、それぞれが単独でも家に入れるようになったのですが、血圧を測ろうとすると「この野郎！」と怒って、なかなか測らせてくれません。巻き爪がとぐろを巻くほどひどかったので、看護師さんが爪切りをしようと、爪に触っても怒鳴ります。

爪切りの処置だけは、最初のうちお薬を少し使って気分を落ち着かせていましたが、次第にお薬なしでも切らせてくれるようになりました。食欲も少しずつ出てきました。

ヒロシさんは歯周病もひどく、「治療しないと肺炎になっちゃうよね」という状態でした。そこで息子さんと相談して訪問歯科医に入ってもらい、栄養状態も悪かったため、管理栄養士にも入ってもらいました。

そうやってみんなの足並みがそろってきたら、ヒロシさんもだんだん落ち着いてきました。自分でもときどき冗談を言うようになり、ゆるやかに落ちていく状態が2年くらい続いたころ、息子さんから連絡がありました。

「親父がちょっと危ないみたいです」

そこでお看取りについて話し合おうと緊急カンファレンスを招集し、少し遅れて駆けつけると、息子さん、ケアマネジャー、ヘルパーさん、看護師さんに囲まれて、ヒロシさんは5分前に亡くなっていました。

「みんなが集まるのを待っていたようでした」と、息子さんはとても喜んでくれました が、歯槽膿漏で腫れていた歯もきれいになり、とぐろを巻いていた爪もきれいに整えられ、実に安らかなお看取りとなりました。さわやかなよい風がフッとほおをなでて吹いていく気がしました。

第3章

まずは「生きる」をデザインする

「在宅ケア」のデザインとは

ご家族にお看取りのレッスンをするうちに、安らかなお看取りを実現させるには、介護が始まった時点から、「在宅ケア」のデザインを考えていく必要があるのではないか、と思うようになりました。

というのは、患者さんはほかの病気に加えて認知症をもっていることが多いため、介護を長く続けている家族がストレスをためこんで、うつになったりするケースが非常に多いのです。

介護が生活の中に入ってくると、それまで対等に見えていた家族も、「介護される側」と「介護する側」という形になり、それまでの関係が変わってしまうことが少なくありません。

介護家族では夫婦間の位置関係がねじれたり、親子間で長年積み上げてきた憤懣《ふんまん》や恨みが噴き出したりすることがよくあります。虐待とまではいかなくても、言葉の暴力や介護放棄につながってくることも珍しくありません。家族の関係性というのは非常にもろいところがあるのです。

だからこそ、ご家族は介護される側（ご本人）の状態を理解し、どうすれば介護で追い詰められないようにできるのかを、それぞれの事情に合わせて考えていかなければなりません。それをお手伝いするのが在宅の医師や看護師、ケアマネジャーをはじめとする介護の専門職です。

第2章でも説明したように、認知症ではまずもの忘れがあり、次に実行機能が侵されてきます。お豆腐が冷蔵庫に一杯になっている程度ならまだいいのですが、「私のお金を盗んだ」と毎日、何度となく責められたり、水道の水を止めることができなかったり、幻覚を見て騒いだりされると、それがストレスになって介護するほうが参ってしまいます。

介護はご家族の中でうまく分担できればいいのですが、仮にご家族が5人いたとしても、その5人が全員、介護にかかわる、といった理想的なケースはめったにありません。逆にご家族のうちの誰かが介護を背負いこみ「どうして私だけが……」と、ストレスをためているケースがほとんどです。

介護のストレスは患者さんがどんな病気でもあるものですが、とりわけ大変なのが在宅療養をする患者さんの8割が何らかの症状をもっていると言われる認知症です。ご家族が精神的な負担を軽減するためには、その認知症のステージと対応について理解していただく必要があります。

年月の長さはわからないけれども、認知症というのはこんなふうに進んでいく、という看取りまでの過程は、第2章で取り上げました。この章ではそこからもう一歩踏み込んで、具体的な対応についてお伝えします。

接し方の第一歩は「否定をしない」

認知症の第2段階（中期）では実行機能が障害され、徘徊やせん妄、便をいじるといった不潔行為などの周辺症状が出てくると、ご家族はそれに振り回されてヘトヘトになります。でも、実はそうした行動には何か理由があるので、周囲の人がそれを理解してご本人に接し、さらに適切な治療を行えば、月単位の期間で治まることが多いのです。

家族の言葉かけひとつ、理解しようという姿勢ひとつで、患者さんの周辺症状が治まってしまうこともあります。シズコさん（82歳）のケースはその典型的なものでした。

「家中に蛇がいる、と母が大騒ぎしているので、先生、来てください」と電話で呼ばれて駆けつけると、悲鳴を上げ続けるシズコさんを、息子さんが必死でなだめていました。

「あらら〜、どうしましたか？」と、声をかけるとシズコさんが振り向いて、泣きながら「先生、助けてください」と駆け寄ってきました。ぼくの顔どころか、息子さんの顔もときどき忘れてしまう患者さんなので、どうしてここで顔を認識できたのか、不思議や不思議です。そして、真剣な顔で言うのです。

「床下に蛇がいて、部屋にどんどん入ってくるんです」

もちろん蛇なんていません。それでも話を合わせて「本当だね、こわいね」と言い、「よし、ぼくが追い払ってあげるから」と、箒で部屋をはき始めると、「あっちにもいる」「こっちにもいる」と指さします。息子さんにも手伝ってもらって「しっ、しっ」と追い払う真似をし、「さあ、もういなくなった」と言うと、ようやく落ち着きました。

実はこれは、シズコさんの頭の中で起こっている妄想による幻覚です。でも、ご本人にとっては実際に「蛇」が見えているので、それを誰も理解してくれないと不安はますます増幅されて、パニックになっていきます。

認知症の人と接する基本は「否定しない」ということです。「うんうん」とうなずきながら話を聞くだけで、ご本人は「ああ、わかってくれているんだ」と安心し、落ち着いてきます。逆に「そんなはずはない」とか「バカ言わないで」と否定すると、ご本人は「理解してくれない」という気持ちになってますます言いつのり、さらには大騒ぎや暴力に発展したりするのです。

認知症の人ばかりではなく、病気をもった高齢者にはできないことがたくさん出てきます。そして、自分自身を情けなく感じ、自信を失ったりするのですが、反面、ちょっとしたことで苛立ったり、自暴自棄になったりしがちです。

話が少しそれますが、一時「キレる老人」や「暴走老人」が話題になりました。電車の中で高齢者が大声を出して若者を叱りつける、といった光景は、いまでも珍しくありません。近所の人とのいさかいが原因で殺人に至ることさえありました。

病気をもっていなくても、年を取ると「怒りっぽい」「頑固」「偏見が強くなり、わがままになる」「意欲がなくなる」という傾向が、誰にでも出てきます。これは人間の「理性」をつかさどる、前頭葉の老化がなせるわざです。

前頭葉が老化すると感情のコントロールが苦手になって、否定されたり、逆に叱咤激励されたりして追い詰められると、攻撃的になったり、閉じこもってうつ状態になったりしやすいのです。「キレる若者」というのも、前頭葉の障害とかかわっているのかもしれません。セロトニンという脳内の物質が多いためといわれる場合もあるようです。

話を戻すと、「だまって話を聞いてもらう」ことの大切さについては、皆さんも経験がおありだと思います。たとえば介護のつらさを誰かに相談したとき、「こうすればいい」「ああすればいい」と助言されるよりも、ただうなずきながら聞いてもらったほうが、気持ちが楽になることがあると思います。このことは専門的には「傾聴」といわれます。

最初のうちは話を合わせたり、受け流したりするのは大変だと思いますが、反論をする代わりにうなずきながら話を聞くことで、ご本人の反応がとたんに素直になったりすることを実際に体験すると、考え方が少しずつ変わってきます。

そして、ご本人がどんな混乱や葛藤の中にいるのかがわかってきて、「ひょっとしたらいちばんつらいのは、当の本人かもしれないなぁ」と考えるようになれば、「在宅ケア」レッスンの初期段階は、そろそろ卒業の時期です。

シズコさんの息子さんも、母親の幻覚を否定せず、そのたびに一緒になって対処していたところ、シズコさんが幻覚を見て騒ぐことが少なくなりました。同時にそれまで介護うつ状態だった息子さんの精神状態も安定し、シズコさんの発病以来、緊張続きだった家に、笑いが戻ってきました。

認知症とまちがわれやすい「せん妄」

こうした認知症による幻覚とまちがわれやすいのが「せん妄」です。せん妄というのは、ボーっとして自分がどこにいるのかわからなくなる、といった意識障害とともに、幻覚や妄想を起こしたり、興奮状態になったりする症状です。

せん妄は手術後の患者さんや、末期がんの患者さんに起こることが多い症状ですが、慢性の病気をもった高齢者にも起こりやすく、「忘れっぽい」「日時がわからなくなる」といった症状が出るので、「認知症ではないか」と疑われることがよくあります。もちろん、認知症の患者さんが、せん妄を引き起こすことも珍しくありません。

せん妄の診断基準は、①意識障害（ボーっとしていて周囲の状況をよくわかっていない）、②認知機能・知覚の異常（見当識障害、幻覚、妄想など）、③日内変動（1日の中で症状のむらがある、夜間に悪化）、④原因となる薬物、あるいは身体要因が存在する、の４つで、これをすべて満たす場合、「せん妄」と診断されます。

せん妄の特徴は、起こるのが「一時的」だということです。認知症の周辺症状は月単位の期間で動きますが、せん妄の場合は30分単位、1時間単位で波動のように動いていきます。

高齢者のせん妄の原因のひとつは、右記の診断基準の４番目の「薬」です。鎮静剤、抗うつ剤、抗ヒスタミン剤のほか、ドラッグストアで売っている風邪薬が引き金になることもしばしばです。認知症の薬が原因になることもあります。

また、せん妄は脱水や便秘が原因で引き起こされることも多く、高齢者が夏場に起こしがちな脱水症状（実は冬場の暖房も同じなのですが）が、引き金になったりすることもあります。

このように、高齢者には「せん妄」が起こることがよくある、ということも、ご家族の方に理解しておいていただきたいことのひとつです。

女性は骨折が最大の敵

高齢期で気をつけなければならないのが、女性は骨の健康、男性は生活習慣病だということは、第2章でもお伝えしました。女性は閉経を迎えると女性ホルモンの分泌がなくなるため、骨のカルシウム量がどんどん減ってきます。ですから閉経前の40代くらいから、食事や適度な運動に加えて骨のカルシウム代謝を高めておかないと、やがて骨が軽石のようにスカスカになる骨粗しょう症になりやすいのです。

骨粗しょう症になると、ちょっとしたはずみで骨が折れてしまいます。いわゆる骨折だけではなく、圧迫骨折（脊椎圧迫骨折）といって、転倒、尻もち、くしゃみなど、ちょっとした衝撃で脊椎が押し潰されるように変形してしまう骨折も起こりやすくなってきます。

以前は大腿骨を骨折すれば、そのまま寝たきりになる、と言われてきましたが、最近では大腿骨の骨折は手術で治ることが多くなりました。とはいえ、骨折は老年期を迎えた女性の最大の敵です。

とくに認知症の患者さんは、認識力や注意力がなくなり転倒しやすくなるため、骨折のリスクが高まります。すでに寝たきりになっている方の場合は、動かなくなるので骨の老化がさらに深刻です。

骨には「破骨細胞」といって、シロアリのように古い骨を食べる細胞があります。いっぽう骨には「骨芽細胞」という細胞があり、新品の骨をつくっています。骨の健康は新しい骨をつくるスピードと、シロアリ細胞が古い骨を食べるスピードの両方のバランスで保たれているわけですが、老化でそのバランスが狂ってきます。

とくに女性の場合は閉経でシロアリ細胞が一挙に元気になり、骨をどんどん食べるので骨がスカスカになってくるのです。それを防ぐには、シロアリ細胞の働きを抑制する薬で、骨をつくるスピードと食べるスピードを調整することが大切です。

骨粗しょう症の治療薬には、①腸管からのカルシウム吸収力を増やす薬（カルシウム製剤、活性型ビタミンＤ３製剤）、②骨形成促進剤（ビタミンＫ２製剤、甲状腺ホルモン）、③骨吸収抑圧剤（カルシトニン製剤、イプリフラボン、ビスホスホネート、エストロゲン製剤、選択的エストロゲン受容体モジュレーター：SERM）の3種類があります。ぼくが女性の患者さんに必ず処方しているのが、③のビスホスホネート（商品名：ベネット、アクトネルなど）と、④の選択的エストロゲン受容体モジュレーター（SERM）（商品名：エビスタ・ビビアントなど）の2種類の骨粗しょう症の薬です。

前者は男性の骨折予防にも効果があり、後者は女性ホルモンとよく似た働きをします。女性ホルモン剤の投与でよく心配されるのが乳がんのリスクですが、この薬にはそのリスクがなく、とくに圧迫骨折を防ぐと言われています。

背骨はおもちゃの達磨落としの木片のように、骨を積み重ねた構造になっています。最近ではだいぶ少なくなってきましたが、からだをふたつ折りにしながら歩いているおばあちゃんを、昔はよく見かけたものです。背骨の骨が老化すると前のほうに折れてきて、エビのような姿勢になるのです。

「エビスタを飲んでいると、エビにならないんだよ」。そんな親父ギャグを発しながら、今日も女性の患者さんに、骨粗しょう症のお薬をすすめています（最近では6か月に一度の注射薬もできています）。

男性は生活習慣病が大敵

いっぽう、男性の敵は生活習慣病です。いまや日本人の平均寿命は、男性79歳、女性86歳になり、「人生80年時代」から「90年時代」に進んでいますが、「人生50年時代」を超えたのは、戦後まもなくの１９４７年でした。

織田信長が「人生50年……」と謳った戦国時代からつい50年前まで、日本人の平均寿命は50歳だったのです。それが国民の誰もが安価で気軽に医療が受けられるようになり、医療の進歩もめざましくなった１９７０年代から「人生80年時代」が始まりました。「人生１００年時代」もすぐそこまで来ています。

その人生１００年時代の安らかさをはばむ大きな要因が、生活習慣病です。

病院勤務をしていたころ、東京医科大学茨城医療センターという病院でもの忘れ外来を担当し、軽度の認知機能障害から重い障害まで患者さんのＭＲＩ画像を拝見していた時期がありました。

脳ではどんなことが起きているのか。もちろん、アルツハイマー病のような委縮した脳もありますが、画像を見ているうちに、もの忘れ外来にやってくる患者さんの血管に、大なり小なり梗塞があることに気がつきました。

脳の血管というのはたとえていうと、キャベツの葉っぱの上にカリフラワーが乗っているといった感じです。そして、そのキャベツの葉脈に沿って血管があるのですが、前のほうの血管が詰まって梗塞ができている人、真ん中のほうだけに梗塞がある人など、あらゆる場所にごく小さな梗塞がいくつもできているのです。

70歳を超えると、そうした微小の脳梗塞が多くの人の脳の中で起こっていますが、水道が詰まっていても、ちょろちょろ水が流れている場合と、完全に止まってしまう場合があるように、血管の詰まり具合は千差万別です。

その詰まり具合のスピードを決めるのは、家族歴、遺伝歴も関係しますが、いちばん大きな原因になるのが食生活などの生活習慣による生活習慣病です。

生活習慣病というのは、高血圧、高血糖、高脂血症に、内臓脂肪型肥満の4つのうちふたつ以上を合併したもので、メタボリック・シンドロームとも呼ばれます。

「メタボリック」は「代謝」を意味しますから、代謝の異常につながる危険因子の重なっている状態で、「メタボ」という言葉が登場するまでは、肥満、高血圧、高血糖、高脂血症は「死の四重奏」と呼ばれていました。

そして、このメタボ、実は男性のほうがなりやすいのです。というのは内臓脂肪をためやすくするのが男性ホルモン。しかも、男性のほうが早食いで、高脂肪・高カロリー食を食べすぎ、お酒やタバコの愛好者も多いからです。予備軍も含めると、男性の半数がメタボという統計も出ています。

女性に多い老年期の病気は、骨粗しょう症（男性の13倍）、甲状腺障害（８倍）、貧血（６倍）、関節リウマチ（３・５倍）などですが、男性の場合は脳梗塞、心筋梗塞、痛風、胃がん、膀胱がんなどが多いのが老年期の特色です。

脳梗塞の場合、死に至る決定打は前述した脳の１階部分に梗塞が起こったときです。歌手の桑名正博さんも、延髄の中に梗塞が起こったため、意識が戻らないまま亡くなりました。

しかし、こうした小さな梗塞はふつう、症状がほとんどないまま進んでいきます。症状がないので、自分からはなかなか検査しようとしません。梗塞が小さいとMRIで調べても見つからないことも多々あります。

ですから、それを防ぐには食事、禁煙といった日ごろの心がけが大切、ということになってきます。高齢者の場合は、急に起こる脱水や糖尿病のような慢性病が、脳梗塞の引き金になる場合もあります。

梗塞はほんの小さなレベルでも、延髄の呼吸中枢や循環中枢にできると、死につながってしまいます。しかも、その死のタイミングはどこでどう来るのか、誰にもわからないのです。

運よく助かったとしても、半身マヒなどの障害や、言語・思考・記憶・行為・学習・注意などに障害が起こってしまう「高次脳機能障害」をもってしまうと、ご本人がつらいばかりか、ご家族の介護とお金の負担も増えます。

ですから、その原因になる生活習慣病をどう減らすかというのも、皆さんの人生のデザインにかかわってきます。

医師にできるのは、そうした助言を患者さんに伝えることですが、その助言を患者さんの実行につなげるのが、なかなかむずかしいところです。たとえば、糖尿病の患者さんにとってお酒は大敵なのですが、やめられない方が少なくありません。悪いということは本人もわかっているのですが、「お酒をやめてくださいね」と言っても、またすぐに飲み始めてしまうのです。

とはいえ、何回か小出しにしながら患者さんのこころに入り込む努力をすると、だんだんお酒を飲む回数が減ってきます。プッシュするのではなく、少し引き気味で入り込むチャンスを狙う。患者さんとのかかわり方には、そうしたルアー・フィッシングのようなところがあります。

老年期から安らかな看取りまでをデザインする基本になるのは、メタボ対策、骨粗しょう症＋骨折対策、それと認知症やその他の精神症状のコントロールの3つです。そして、次に取り上げる「お薬」の副作用について学べば、在宅ケア・レッスンの中級編も、そろそろ卒業の時期になってきます。

高齢者には薬のコントロールが大切

どれだけ薬をコントロールして必要最小限にできるか、というのは、医師にとって大切なテーマです。

最近は「老老介護」ばかりではなく、高齢の夫婦が両方とも認知症になる「認認介護」も増えています。患者さんにも認認介護のご夫婦が多いのですが、そういう患者さんたちを支えるには、1日に3回飲んでいた薬を1回に減らしたり、薬の種類や量を整理したり、患者さんにとって使いやすい薬に変える、といったことが、とりわけ大切です。

認知症に限らず、薬の整理とコントロールは在宅療養を継続するときの重要なポイントです。在宅ケアにかかわる医師はそうした薬に関するデザインのコンセプトをもつ必要がありますが、訪問診療を行っている医師でも、これをきちんと行っている人はそう多くありません。

たとえば、ある年齢に達したら、コレステロールを抑える薬をしっかり飲むよりも、転倒しても骨が折れないようにするほうが大切になります。そんなふうに3年後の骨折を視野に入れ、いま、どんな薬を患者さんにすすめるのかというようなことを考える医師が意外に少ないのです。

高齢期の病気には、若いころとちがう特色がいくつかある、ということはすでに何度もお伝えしました。まず老年期の病気は「同時多発」、ひとりの患者さんがいろんな病気をもっています。

ですから、高齢者のからだについては、ひとつの病気だけに注目するのではなく、精神状態やホルモン、骨の状態まで含めた、からだを丸ごとみる診察・診療が必要になってきます。

若いころは誰でも、内科、皮膚科、耳鼻咽喉科のように、からだのパーツごとに分けてそのときどきで病院や診療所に通っています。けれども老年期になったら、からだ全体を診ることができ、自分の手には負えないと思ったら専門病院に紹介してくれる、いい家庭医をかかりつけ医としてもつことが必要になってきます。

２番目の特色は、高齢者では病気の症状が若いころとちがうため、誤診されることが少なくないということです。第２章でも触れたように、肺炎でも発熱、咳、痰などの症状がなく、いきなり意識障害や摂食不能などの症状を示すことがあるので気をつけなければなりません。

３番目には高齢者は若い人にはない病態――認知症に加えて、転倒、失禁などがあります。これらはまとめて「老年症候群」と呼ばれています。

そして、高齢者の４番目の特色は、薬に対する反応が若い人よりも敏感で、少量でも薬の副作用が出やすいということです。

高齢者ではひとりで多くの病気をもっていることが多く、さまざまな診療科にかかっているため、服用する薬剤の数がどうしても多くなります。薬の数が多くなればなるほど、当然、副作用が出る頻度が高くなります。とくに病院では薬をたくさん出す傾向があるので、服用している薬についてチェックすることが必要です。

それまで通院していた患者さんが訪問診療を受け始めるのは、通院できなくなったときですが、患者さん宅への訪問を開始して、最初に行うことのひとつが薬の整理です。

10何種類も出されていた薬を整理して5～6種類まで減らすと、症状がよくなるケースがたくさんあります。服用している薬をやめたら、かえって患者さんの状態が改善したということも少なくないのです。

薬の副作用の恐ろしさ

60代の男性の患者さんに「むずむず脚症候群」という、脚がむずむずして居ても立っていられない人がいました。これは最近では少し知られてきましたが、知る人ぞ知る病気で、仕事や家事に集中できないほど足がむずむずする病気です。

むずむず脚症候群の原因は、まだはっきりとはわかっていません。貧血、パーキンソン病、慢性呼吸器病など、さまざまな病気にともなって出やすく、腎不全で人工透析を受けている人は３人にひとりにこの症状があらわれるといわれています。また、精神的なものが原因になっている人もいます。

当初、この患者さんは大学病院を受診しましたが、「ここに来るような重篤な病気ではない」と言われ、近くのメンタルクリニックに通うようになりました。しかし、ちっともよくならないので、人づてに相談を受けました。「診てもいいよ」と言ったのですが、患者さんは医師を替えても治らないだろうから、また新しい医師にかかるのはいやだ、とためらっていました。

とはいえ、患者さんの症状は悪化するいっぽうで、そのうちに不眠どころか「どうしよう、どうしよう」と言いながら一晩中、家の中を歩きまわり始めるようになりました。

困り果てた奥さんがとうとう電話をしてきたので、訪問してまず薬を調べてみると、薬と症状が合っていません。メンタルクリニックの医師は高齢者にあまり使わないほうがいい薬を何種類も使っていたのです。

しかも、このクリニックへの通院は１～２か月に１回。診察時間は多くても５分

〜10分と聞くと、この医師が患者さんの生活も含めた全体の状況をつかむことは困難だといわざるをえません。そんな状態なので医師は、薬の上にまた薬を上乗せして処方していると思われました。

この患者さんの場合は不安感が強い、ということで、抗うつ薬と抗不安薬が何種類も出ていました。不安があるという患者さんに抗うつ薬や抗不安薬を使うのは、ある意味は定石です。

ただ、抗うつ薬というのは、もともと気分を上げるお薬です。人によってはその薬を飲んだことで、アクセルを踏み過ぎてしまったときのように、舞い上がってしまうこともあるので、処方には気をつけなければなりません。

この患者さんの場合も、抗うつ薬や抗不安薬を飲んでも落ち着かないのであれば、クリニックの医師はもっと早い段階で、薬が合っていないという判断をするべきでした。不安があるから抗不安薬を使うのではなくて、不安があるときにはむしろ、統合失調症の薬である抗精神病薬を使ったほうが、よくなることもあるのです。

少し専門的に言うと、活動性が上がるのを陽性症状、下がるほうを陰性症状と言います。抗うつ薬は活動性を上げ、反対に抗精神病薬は活動性を適度に下げる働きをもっているといえます。

ですから、この場合は活動性を下げる抗精神病薬を使ってみる、という方法があったわけですが、クリニックの精神科医はそれをせず、活動を上げる抗うつ薬や抗不安薬の量を増やしていたため、「むずむず」ががまんできなくなった患者さんは、舞い上がって夜中に家中を歩き回ることになったわけです。

お薬を少量の抗精神病薬に替えたら、2日間で患者さんの「むずむず」が治まってきました。あれだけ夜中に走り回っていたのがウソのように穏やかになったのです。使用したのは副作用の少ない薬ですが、注意深く使わないと糖尿病になる副作用があるので、気をつけてときどき血液検査をします。

WHO（世界保健機構）では、高齢者はベンゾジアゾピン系抗不安薬を3か月以上使わないように、と勧告しています。しかし、日本では10年〜20年もの長い間、抗不安薬だけを処方されて使っている高齢者がたくさんいます。こうしたお薬の働きや多くの薬を併用したときの副作用について、患者さんやご家族にも少し知っていただけるといいと思います。

高齢者の薬の処方については、「避けるのが望ましい」とされる「ビアーズ基準」

という一覧表があります。アメリカのビアーズ教授が最初に提案したのでこの名前がつき、いまでは世界中で使われています。日本でも日本語版がつくられて、医療者の間で使われるようになりました。

リストにあげられているのは、催眠鎮静剤、消炎鎮痛剤、抗うつ薬、消化器用薬、循環器用薬、抗ヒスタミン剤、降圧剤など、さまざまです。ご興味のある方はインターネットで「高齢者は避けてほしい薬のリスト」を検索すると、国立保健医療科学院のページに、今井博久先生が作成した日本版が掲載されているのでご覧ください。ご自分やご家族の使っている薬をチェックして、いまのお薬の処方について考えてみるいいチャンスです。

薬の使用は最小限に

薬のコントロールをしたら、症状が劇的に改善するのは珍しいことではありません。心不全で病院に入院したら寝たきりになり、尿管カテーテルまでつけられてしまったミチヨさん（87歳）は、病院で7種類もの抗うつ薬や抗不安薬を処方されていました。それに加えて、心不全治療薬、降圧剤、抗不整脈剤、睡眠剤、制酸剤、胃炎剤、便秘薬、漢方薬……全部でなんと20種類近くです。

ところが、自宅に戻ったあと、様子を見ながら薬を整理して減らしていくと、症状はどんどんよくなってきました。口をきくこともできなかったのが、1週間後には話ができるようになり、半月後にはからだを起こして座れるようになり、おしっこの管も取れてひとりでポータブルトイレを使えるようになりました。

そして1か月後には歩けるようになり、3か月後にはデイサービスに出かけられるようになったのです。

とはいえ、大量に飲んでいた薬を一気に減らすと、幻覚や幻視、妄想、興奮や、急に体温が上がり、意識障害が引き起こされる悪性症候群が出てくる危険性があります。寝ない日が続いて、夜、大騒ぎしたりする人もいます。

ですから、そうしたことが起こらないよう、薬を抜くいっぽうで、代わりになる薬をうまく入れていかなければなりません。むずかしいのがこのさじ加減です。ふつうは患者さんの症状や表情の変化を見ながら対応していきますが、それに加えて、ご家族をはじめケアマネジャーやヘルパー、訪問看護師など、その患者さんにかかわるすべての人から情報をもらうことが大切です。このことを「チームモニタリング」といいます。

「何かヘンなことが出てきたら、夜でもいいから電話ちょうだい」と頼んでおくと、「ヘンなことをしきりに言ってます」とか、「やたらと眠たがってるんです」といった電話が入ります。それを聞くと薬の選び方を変えてみようかな、といった判断や、量が多いのか少ないのかなどがすぐにわかるのです。

そして電話口で、「いま飲んでいるのは1日1錠になっているけど、2錠、飲ませてみて」とか、「1日3錠を2錠に減らしてみて」と言って、その反応を見てもらい、訪問したときに調整をしていきます。そんなふうに調節しやすい薬を、できるだけ少ない種類で試していくと、その患者さんに対する薬の使い方の法則がだんだん見えてくるのです。

高齢者では同じ体重の人に同じ量の薬をあげても、答えの出方や副作用の出方がまったくちがいます。投薬の仕方もご家族と同居されているのか、ひとり暮らしの方なのか、ご家族がいても日中独居なのか、といった家族構成を考えていく必要があります。

また、ご家族がどれだけ介護に熱心なのか、医療についての理解度がどれだけあるのか、といったことや、お住まいがバリアフリーなのかどうか、という生活環境も考えていかなければなりません。

それらを見極めた上で薬を増減し、よくなったらスーッとやめていく、というタイミングの見方は、在宅医療ならではの仕事だと思います。

これまでの医療では、病院や診療所の診察室での1対1の関係の中で、患者さんの医療情報を一手に握った医師が薬を処方し、患者さんはそれをもらって飲むだけでした。しかし、いまはそういう時代ではありません。とくに在宅ケアの現場では、医師、看護師、理学療法士、薬剤師などの「医療」側と、ケアマネジャーやヘルパーなどの「介護」側が連携して患者さんとご家族を支えながら、患者さんの服薬も支えていく時代になってきました。

在宅医療では、医師が検査器具もない丸腰で患者さんのお宅を訪問するわけですが、信頼関係ができれば、患者さんもご家族も「私もがんばるから、先生、助けてね」という、お互いが共鳴したいい関係になります。

そうした共鳴を通して、在宅ケアにかかわる全員で患者さんと家族の療養から看取りまでを支えていくことが、医療と介護の専門職自身のスキルアップにもつながっていくはずです。

薬が飲めない場合には

いっぽう、お薬もどんどん変わってきています。これまで1種類だった抗アルツハイマー薬も貼り薬を含め4種類になりましたし、注射しかなかった糖尿病やリウマチにも、安全な飲み薬ができました。

高齢者に多い糖尿病では、とくに認知症の人がインスリンを自分で注射するのはとても大変です。ですから、注射ではなく、1日1回飲むだけでいいという、ふたつの薬が合わさった配合剤が登場したのは朗報です。

これまでお伝えしてきた薬の整理整頓に加え、そうした新薬をうまく組み合わせると、薬はずいぶん整理されていきます。糖尿病があって認知症があったとしても、できるだけ薬は6剤以内で、というのがぼくの目標で、これに加えて必要なのが女性の場合は骨粗しょう症、男性ではメタボ系のお薬です。

いままで20種類、30種類、飲んでいた人たちが５〜６剤にできれば、患者さんにとっても介護している人にとっても、画期的に楽になります。薬を飲むのが苦手な患者さんに薬を飲ませるというのは、本当に大変な仕事です。しかも、飲んだとしても飲み残しが多いのです。

反対に薬が飲めていないので、症状が悪化する、というケースもあります。たとえば、長年の糖尿病に加えて認知症も出てきたハルオさん（72歳）は、近所の病院に通院して血糖値を下げる薬をもらっていました。

しかし、症状が悪化し、インスリンの注射が必要になりました。ハルオさんは自分ではうまく打てないので、奥さんが打っていたのですが、そのうちにハルオさんの病状はますます悪くなり、通院もできなくなりました。

ケアマネジャーから頼まれて訪問を開始し、血糖値を測ってみると数値が危険なほど上がっています。奥さんにも認知症の症状が出ているのに気がついたので、もしかしたら、インスリン注射を打っていないのではないか、と思い、一緒にいたケアマネジャーに冷蔵庫を調べてもらうと、案の定、インスリンの注射液と未使用の針がごっそり野菜室に入ったままになっていました。

奥さんには薬の管理ができないことがわかったため、インスリンの投与をやめて薬の服用で血糖値をコントロールすることにしました。ケアマネジャーと相談してヘルパーさんと訪問看護師にも入ってもらい、薬の管理をしてもらうと、ハルオさんの症状は少しずつよくなっていきました。

ひとり暮らしや「認認介護」では、認知症の治療薬を飲み忘れることも多いので、飲み薬ではなく貼り薬を使うなど、患者さんに合った薬の使い方を考えていくのも、在宅医の大きな仕事となってきます。

在宅医療は「薬が2割、ケアが8割」

在宅医療では「薬（医療）が2割、ケア（介護）が8割」というのが、ぼくの持論です。これは在宅医としての実感でもありますが、実際、在宅の現場では医療行為よりも、生活支援が中心になります。

先ほど在宅医療は丸腰と書きましたが、在宅医はカバンひとつで患者さん宅を回ります。カバンの中には聴診器、血圧計、指にはさんで血液の酸素濃度をはかる酸素飽和計、体温計など基本的なバイタルをはかる器具、注射などの医療器具、血液検査用キットのような簡単な検査器具が、ドラえもんのポケットのように入っていますが、医療器具としてはごく基本的なものだけです。

在宅医療では採血くらいの簡単な検査はしますが、ちゃんとした検査は病院の出番です。しかし、検査と手術以外のたいていのことは在宅でも可能で、高度の貧血の患者さんに自宅での輸血を行う在宅医もいます。

それでも在宅医は、治療（キュア）の場は病院で、在宅はケアの場だと考えています。もちろん在宅でも治療はしますが、それよりも患者さんがＱＯＬ(生活の質)を保ちながら穏やかな日々を過ごすことをお手伝いし、これから起こりそうな病気を予測して、その予防とＡＤＬ（日常の基本動作）の改善をはかり、自宅で亡くなる方には安らかな最期をお手伝いするのが、在宅医療の役割です。

ですから、在宅医はご自宅で診療を終えたあと、お茶をいただきながら、患者さんやご家族のお話を伺うことがよくあります。

耳を傾けていると、ご本人やご家族が困っていることや、内心抱えている不満など、いろんな事情がわかってきます。それをヒントに患者さんとご家族を、どうサポートしていったらいいのかを考えることができるのです。

ぼくは自分のことを、いまはどこでもつくっていない部品を探しながら、中古車を修理する修理工に似ているなあと、ときどき考えることがあります。ある意味では、在宅医療というのはそういう手作業の世界で、いろんな人に声をかけながら、在宅医はその車に合った部品を探していくかのように、患者さんのＱＯＬを上げる工夫をしていきます。

それまでケアマネジャーががどんなにすすめても、頑として在宅医を受け入れなかった患者さんから「先生だったら、おもしろいから来てもいいよ」という言葉を聞くと、ああ、この仕事をやっていてよかった、とほっこりしてきます。その気持ちを味わいたいから、在宅医を続けているのかもしれません。

第4章　その日を安らかに迎えるために

患者さんの「生きる重さ」のシェア

第3章では在宅ケアをするときに、皆さんに知っておいていただきたいことをまとめてみました。

「死」は重いものですが、「生きる」ということはもっと重いものです。

患者さんの中には、寝たきりの方はもちろんのこと、這ってトイレに行ったり、嚥下障害でご飯を食べるのも困難な方がたくさんいます。そうした患者さんの生きることの重さを、ご家族と医療・介護スタッフがみんなでシェアして、患者さんの安らかな旅立ちに向かってお手伝いをしていく、というのが、在宅ケアのゴールだと考えています。

在宅ケアでは成功することもあれば、失敗することもあります。いまでも「もう少しできることがなかったかなあ」と悔やんでいるのが、お風呂で亡くなってしまったサタさん（86歳）です。

一軒家でひとり暮らしをしていたサタさんは、大声で騒ぐことが度重なったため、近所の人が役所に通報し、地域包括支援センターのスタッフが訪問しました。しかし、玄関から先にはどうしても入れてくれません。

頼まれてお宅を訪問することになりました。最初、サタさんは「大丈夫です！」の一点張りでしたが、2回、3回と訪問するうちに少しずつこころを開き、3度目にようやく家に入れてくれました。スタンバイしていた地域包括支援センターのスタッフが家に入って介護保険サービスの申請手続きをし、ぼくが訪問診療を手がけることになりました。

認知症状が出ていたサタさんは被害妄想が強く、当初はぼく以外、誰も家に入れようとしませんでしたが、そのうちにケアマネジャーも家に入れるようになりました。拒否し続けていたヘルパーも週に1回、2回と入れるようになり、大声で騒ぐことも少なくなりました。

高血圧症のサタさんで気がかりだったのは、血圧がなかなか下がらなかったこと、足元が悪くふらつくことでした。そこで「お風呂、気をつけてね」と注意したのですが、その2日後にお風呂で心不全を起こして亡くなってしまいました。翌朝、サタさんを発見したのはヘルパーです。

訪問し始めて3か月。「うまくいきそうだ」という感触が出てきて、スタッフとの信頼感も出てきたところだったので、とても残念でした。認知症と言ってもサタさんの自立度は高く、いずれは施設のお世話になるとしても、日常の支援をしっかり行っていれば、まだまだ在宅生活を続けることができたはずです。

サタさんの場合はご家族がいなかったため、「見守り」が手薄になってしまいましたが、ご家族がいる方であれば「こんなことが起こるかもしれないから、気をつけてくださいね」と伝えることができます。

この章では第3章をさらに進化させて、看取り前の在宅ケア・レッスンを深めていきます。看取りというのは、ご本人にとってもご家族にとって在宅ケアでの最大の仕事。難関もたくさん待ち受けています。

胃ろうの選択はどんなとき?

いま、「胃ろう」が大きな問題になっています。胃ろうというのは、口から食べられなくなったり、嚥下機能が落ちてきたりした患者さんの胃に小さな穴を開け、管を通して栄養を入れていく人工栄養法です。

胃ろうの患者さんは、全国で60万人いると言われ、毎年20万人の人が新たに胃ろうを造設されています。ぼくの患者さんにも胃ろうをつけた方が何人もいますし、ご家族からも胃ろうについての質問をよく受けます。

「先生、胃ろうって、どう考えます？」

そんなときは、こう答えます。

「ご本人とのやり取りができ、ご本人が望むのであれば、胃ろうは造設してもいいんじゃないかなあ。でも、やり取りができなくなり、ご本人が自分の思いを表現できなくなってしまっているのなら、ご家族が強く望まない限り、胃ろうはいらないと思いますよ」

入院中に認知症が進行し、「食べられなくなったから」「誤嚥を繰り返すから」と胃ろうをつけられて自宅に戻ってくる患者さんも少なくありません。そんな患者さんの家族から、「胃ろうはいけないと言うので、鼻からにできませんか」という相談がきたときには、う〜ん、と腕組みしてしまいます。

実は鼻から喉にチューブを入れる経鼻栄養法は、違和感があって患者さんにとっては苦しいことが多いのです。「それよりも胃ろうのほうがラクですよ」と説明し、

「このままにしておき、時機が来たら考えましょう」と言っても、なかなか納得しないご家族もいます。

マスコミが胃ろうの弊害を取り上げることが多いので、胃ろうはすっかり悪者にされてしまいました。

「胃ろうって、いったん始めると、死ぬまではずせないんですよね」と聞かれることも多いのですが、口からもう一度食べることができるようになれば、胃ろうははずせますし、終末期に胃ろうを中止することもできます。

胃ろうはもともと、障害があって食べられない子どものために、１９７０年代にアメリカで開発された人工栄養法です。その後、事故で全身マヒになった患者さんや、筋委縮性側索硬化症（ＡＬＳ）やパーキンソン病などの神経難病の患者さん、脳梗塞や脳出血など脳血管障害（脳卒中）を起こし、嚥下機能の落ちた患者さんにも造設されるようになりました。

60万人と言われる胃ろうをつけた患者さんのうちの8割は、脳卒中をはじめ、認知症末期や老衰の患者さんで、大半が高齢者です。残りの2割がＡＬＳなどの神経難病や重い障害をもつ患者さんですが、日本では終末期の高齢者や認知症の患者さんにどんどん造設したために、胃ろうが問題視されるようになりました。

しかし、脳卒中を起こした急性期の患者さんにとっては、胃ろうはいのちを救う大切な方法です。

脳卒中の急性期では嚥下機能が落ちる患者さんが多く、嚥下機能にマヒが起きた患者さんは、食べることができません。何とか食べることができても、いったん誤嚥性肺炎を起こせば絶食を言い渡され、しばらく経管栄養を受けることになります。

経管栄養は、絶食期間が短いときには経鼻チューブ（経鼻胃管）、長くなるときには胃ろうをつけることが多く、再び口から食べられるようになるには、嚥下リハビリと口腔ケアをしながら食べる訓練をすることが必要になってきます。

しかし、実際にはこうしたケアと訓練がないまま、「とりあえず」とつけられた胃ろうとともに、患者さんは自宅や地域に戻ってきます。そして看取りの時期になったとき、その胃ろうがご本人の望まない「延命治療」になってしまうことが少なくありません。

胃ろうをつくっても「食べられる口」に

入院中に胃ろうをつけても、嚥下機能の回復する可能性のある患者さんには「食べられる口」を取り戻し、胃ろうをはずして退院してもらおうと、管理栄養士、医師、歯科医、歯科衛生士、看護師、言語聴覚士、薬剤師などによるNSTという「栄養サポートチーム」をつくって、積極的に嚥下リハビリと口腔ケアに取り組む病院が、少しずつ増えてきました。

ところが実際には、多くの患者さんが胃ろうをつけたまま、ポンと退院させられています。とくに誤嚥性肺炎で入院した高齢の患者さんには、「今度、誤嚥性肺炎を起こしたら死ぬ」とか「胃ろうをつけないと半年もたない」と担当医がすすめ、入院中に胃ろうをつくられているケースがとても多いのです。すると、患者さんとそのご家族は、胃ろうははずせないものだとあきらめてしまいます。

歯科医師、歯科衛生士、管理栄養士による栄養サポートは、在宅医療の中でもすでに始まっています。けれども、訪問歯科医がまだまだ少ないこともあって、訓練すれば口から食べられ、「胃ろうもはずせるかもしれない」なんてことは、ほとんどの患者さんとご家族は知りません。

胃ろうをつけた患者さんでも、病院の担当医の「命令」を無視してご家族が少しずつ口から食べさせたところ、胃ろうから半分、口から半分を食べるようになり、ついには胃ろうを使わなくなった方もいます。

ぼくも患者さんが「食べられる！」と直感したら、プリンのような食べやすいものから少しずつ食べていただきます。胃ろうが取れなくても「口から食べる」喜びを、少しでも患者さんに味わっていただきたいからです。

患者さんがまだまだお元気であれば、胃ろうからの栄養摂取を徐々に減らし、いずれは口からだけで栄養が摂れるよう、ご家族や、歯科医師・歯科衛生士・管理栄養士による「栄養サポートチーム」と一緒に取り組んでいくこともあります。

口腔ケアと嚥下訓練の効果というのは絶大で、寝たきりで口のきけなかった人が、食べ始めたらしゃべり始めた、という劇的なことも起こります。ただ、すべての患者さんが口から食べられるわけではないので、「本当に食べられるのかどうか」の見極めが大切です。

嚥下機能については内視鏡検査でわかります。病院の口腔リハビリテーション科などで嚥下内視鏡検査の往診をやっているところを見つけ、内視鏡検査で「いけそう」となったら在宅の「栄養サポートチーム」につなげる、というのが流れとしてはいちばん安心でしょう。最近では内視鏡とともに往診する歯科クリニックもありますので、もよりの病院や歯科医師会に問い合わせてみるといいでしょう。

はずせる胃ろうとはずせない胃ろう

嚥下障害を起こして誤嚥性肺炎を繰り返し、栄養失調で痩せこけてしまった患者さんに、短期間の胃ろうを提案したことがあります。この患者さんは70代でまだまだ頭もしっかりしていた方です。

最初は経鼻栄養法を提案しましたが、どうしてもいやだと言うので、胃ろうをおすすめしました。胃ろうはつくっても誤嚥がなくなるわけではない、ということも十分説明し、病院に短期入院して胃ろうを造設してもらいました。

胃ろうで栄養を入れると、痩せこけていた患者さんの肌ツヤがよくなり、みるみる元気になってきます。この間に抗生物質を使って肺炎を治しながら嚥下訓練と口腔ケアで飲み込みを改善し、少しずつ口からの食事を増やして、また食べられるようになったら胃ろうをはずすという方法で、この患者さんは体力を回復しました。

認知症の患者さんでやはり食べられなくなり、食欲の出る抗精神病薬を使っても効果の出なかった方に、胃ろうを短期間入れてもらったら、食べられるようになったばかりか、お話がちゃんとできるようになったこともありました。

この患者さんは中期の認知症でした。言葉は少なくなっていたけれど楽しい方でしたし、ご家族もまだまだ長生きしてほしいと願っていました。アルツハイマー病の中期でも、従来の抗認知症薬のドネペジルなどと、新しく認可されたメマリーという薬をうまく組み合わせると、状態が改善されることがよくあります。

そこでご家族と相談して、短期間、胃ろうを造設して栄養状態を改善し、同時に抗認知症薬も併用し、食事が口からちゃんとできるようになったところで、胃ろうをやめました。そのころにはなんと、会話もできるようになっていたのです。

認知症のタイプ別に見てみると、アルツハイマー型認知症では、薬や胃ろう＋嚥下訓練と口腔ケアのセットでうまく食べられるようになる患者さんがいますが、レビー小体型や脳血管性の認知症、また、脳血管障害がある患者さんが一度食べられなくなると、嚥下機能を戻すことはむずかしくなります。

こうした患者さんにとっての胃ろうは命綱なので、はずすことは困難です。ＡＬＳのような神経難病や、重い障害のある患者さんも同様です。

では、ご本人の状態がだんだん終末期に近づいてきて、胃ろうが延命手段としか思えなくなった家族が、「本人は延命治療を望んでいなかったので、そろそろ胃ろうを中止してください」と頼んだとすると、どうでしょうか。

現実には、家族が懇願しても中止してくれるお医者さんはなかなかいません。胃ろうを中止するのは「殺人行為」だと考え、家族からの訴訟を恐れる医師が多いからだと考えられます。ここが胃ろうの大きな問題点です。

安楽死や尊厳死に対するガイドラインは、日本尊厳死協会のほか、厚生労働省、日本集中治療医学会、日本救急医学会などがつくっていますが、日本医師会と日本老年医学会では「終末期医療に対するガイドライン」を出しています。

ここでは事前指示（リビング・ウィル）がある場合は「患者の意思を尊重し対処する」。事前指示が不確かな場合は「本人の言動を日ごろから知っている家族がいて、患者の意思が推測できる場合はそれに従う。意思が推測不明確な場合は、治療により回復ができないと医師が判断した場合、他の医師、看護師、家族が話し合い、治療の再開または中止を決めることができるようにする」とあります。

２０１２年には、日本老年医学会がさらに踏み込んで、胃ろうをはじめとする経管栄養法や人工呼吸器の中止も「選択肢」とする「高齢者ケアの意思決定プロセスに関するガイドライン」を出しました。

ガイドラインは法律をつくる前の議論のたたき台となるものと言えるかもしれません。皆さんも機会があったらこういうガイドラインを読み、「自分だったらどうしたいのか」を考えてみてください。

胃ろうは十分な話し合いが大切

胃ろうをつけた患者さんがこれだけ増えてしまったのは、医療の側が「とりあえず」と簡単に胃ろうをつけた結果ですが、患者さんやご家族の側も担当医の言うままに、受け入れてきてしまってきたという一面もあります。

胃ろうの造設は、内視鏡を使って胃の内側からのぞき、穿刺器具を使って外側から穴を開け、栄養を外から入れるチューブを胃に挿入します。手術自体は20分程度と比較的簡単なのも胃ろうが増えた理由です。

それでも、とくにからだの弱った高齢者では、手術時の合併症のリスクがあります。また、胃ろうを入れたからと言って誤嚥がなくなるわけではありませんし、胃ろうのチューブは数か月に一度交換する必要がありますが、そのときにも事故が起こりやすくなります。

胃ろうの造設をする医師はこうしたリスクに加え、胃ろう以外の選択肢や、中止についてなども説明しながら造設を提案すべきなのですが、患者さんとご家族にお聞きすると、ほとんどの方が「そんなことは説明してくれなかった」と言います。

ですから、患者さんやご家族の側も、胃ろうを提案されたら、こんな質問をしてみるといいと思います。

「胃ろう以外にどんな方法がありますか」

「胃ろうをつけたら、どのくらい生きられますか」

「元気になったら、口から食べられますか」

「胃ろうはどのくらい誤嚥を防ぐのですか」

「胃ろうを中止するという選択はありますか」

胃ろうをつけた患者さんが、これからどんなふうに胃ろうとともに生きていくことになるのか、そのあたりも含めて主治医としっかり話し合ってください。説明が納得できなかったり、結論が出せない場合は、消化器科でセカンドオピニオンをとる、という方法もあります。

「安らかな最期」をデザインする事前指示

もうひとつ大切なのが「事前指示」です。「終末期には胃ろうをつけたくない」とか「延命治療はいらない」といった意思をもっているのなら、ご自分やご家族の看取りのデザインの一環としてそれをはっきりとさせ、その意思をご家族と共有しておいてください。

事前指示は文書にしておくことをおすすめしますが、大きな病気にかかったときや、体調に変化が起きたとき、還暦や古希などの節目となる年に、ご家族がお互いに話し合う機会をもつのもいいと思います。認知症などで自分の意思決定ができなくなったときの「代理人」を決めておくことも大切です。

終末期医療についての指示を考えるポイントは、①胃ろうなどの人工栄養（経管栄養）にするかどうか、②人工呼吸器を使用するかどうか、③心停止になったときの心肺蘇生をどうするのか、の3点です。自宅での看取りを希望する方は、そのことも詳しく指示しておくといいと思います。

巻末の付録として、こうしたポイントに在宅ケアの流れを加えた「在宅ケアマップ」と事前指示書の例文を掲載しました。信頼できるかかりつけ医のいる方は、この事前指示書のコピーを渡し、入院するときの紹介状にその事前指示書について書いてもらうよう頼んでおけば、入院先の病院にも意思が伝わるでしょう。

すでに認知症になった方でも、意思の交流ができる段階ならまだ遅くはありません。ご家族が意思を聞き出して紙に書き、できればサインをもらっておけば、ご本人の意思がよりしっかり伝わります。

問題になるのは、ひとり暮らしで認知症になってしまった方です。医療や介護の現場では、こうした方の意思を確認する術が見つからなくて、大変困っています。

ひとり暮らしの方は、自分ができないことが増えてきたと思ったら、事前指示書を書いて信頼できる人に預けておいたり、社会福祉協議会の「ふれあいサービス事業」などの利用を通じて、成年後見制度につなげていく、といった方法を考えておいてください。

これからひとり暮らしの患者さんや、老老介護のご家庭、さらには認認介護がますます増えてきます。自分のことがよく理解できない方に対してどういう支援ができるか、というのは大きな課題です。

日本人は「自分で決める」のが苦手です。患者さんや家族からも「先生、決めて」と言われることが多いので、「自己決定」というのはむずかしいな、といつも思うのですが、平穏死というのは究極の自己決定です。

欧米流の意思決定の方法は、日本人に当てはまりにくいところもあると思いますが、「やっぱり、ちゃんと書いとかなくちゃいけないね」というご家族も増えています。「こうしたい」「ああしたい」とか「これはいやだ」だけでもいいので、ご家族間での共有をしておいてください。そうすれば、医師としてもお手伝いがしやすくなります。

終末期と人工栄養

病院では患者さんが亡くなるまで胃ろうなどの経管栄養を与え続けますが、在宅医療の現場では患者さんの状態が「いよいよ」と判断すると、ご家族と話し合って経管栄養を「しぼる」という方法を採ります。

第2章でもお伝えしたように、ご本人のからだが看取りに向かっているのに栄養や水分を入れ続けると、患者さんのからだは水分で膨れ上がります。痰で喉をごろごろ鳴らして苦しがるので頻繁に吸引をすると、さらに苦痛が増します。

患者さんに苦しみを与えず、安らかに旅立っていただくためには、徐々に人工栄養や水分を減らし、いわば脱水状態にもっていくことが大切です。そうすると、患者さんは安らかに最期の瞬間を迎えることができます。

「しぼる」のは胃ろうばかりではありません。口から食べられない場合、導入される経管栄養でもっとも一般的なのは胃ろう栄養法ですが、そのほかにも経管栄養には、腸ろう、胃腸ろう、経鼻経管栄養法、口腔食道経管栄養法などがあります。

ここで「人工栄養法」について、まとめておきましょう。

胃ろうをはじめとする経管栄養では、スタンドに吊るしたパック入りの濃縮栄養剤を、点滴のようにチューブを通してお腹や鼻に入れていく方法を採ります。口から入れる間欠的口腔食道経管栄養法（ＯＥ法）では、食事のたびに流動食を管によって口から食道に入れる方法を採ります。

胃ろうでは、嚥下障害などがあっても胃そのものが動いていれば、注射器を使って胃ろうのチューブに食品的な栄養剤やミキサー食を入れていくこともあります。また、口と胃ろうの両方から栄養を摂り、食事の味を楽しむことができることは、１２３ページでお伝えしたとおりです。

経鼻経管栄養法では鼻から口、食道を通って胃にチューブが差し込まれるため、患者さんの不快感は大きいけれど、チューブを引き抜けば中止できる、という便利さがあります。このため、短期間の栄養投与によく利用されています。

間欠的口腔食道経管栄養法では、口からチューブを食道に通して流動食を入れるので、消化が活発になり、下痢や逆流の可能性が低くなります。また、経鼻経管栄養法よりも短い時間で済み、食事のとき以外はチューブなしで過ごすことができるという利点がありますが、咽頭の敏感な人にとってはチューブを入れるのが苦痛に感じる場合もあります。

栄養補給には、中心静脈栄養法というものもあります。この方法は、カテーテルを心臓の近くの中心静脈に入れ、そこから栄養液などを送りこむ方法です。本来の目的は一時的な栄養補給なので、終末期の人に長い期間にわたって続けるものではありません。通常はポンプを使って投与されることが多く、カテーテルを1回入れると数か月使用できるため、その都度、注射をする必要がないのが利点ですが、カテーテルの挿入部などを清潔にしておかないと感染症の原因となります。

また、終末期の時期など新陳代謝が弱っている場合は、投与された水分や栄養が使われないまま体内にたまってしまうため、むくみの原因になり、本人の負担が大きくなることもあります。さらに、さまざまな医療材料が必要とあって、コストが高いことも弱点としてあげられます。

ちなみに末梢静脈による輸液療法は水分や少量の栄養分を手足の静脈を通して送りこむ方法です。やり方は簡単ですが末梢静脈は血管が細いため、投与できるカロリーに限界があり、静脈炎や血管痛などが起こりやすいのが弱点です。毎日、長時間、点滴の管につながれるし、高齢者や痩せている人は、血管を確保することが難しく、何度も針をさすことがあるなど、ご本人に苦痛や不自由な思いをさせることがあります。

「栄養や水を与えないなんて、餓死させるつもりか」と、考える方は少なくありません。お医者さんの中にもいるくらいですから、ふつうの方ならなおさらです。

ご家族で「安らかなお看取りを」と決めて栄養や水分を減らしているのに、見舞いにきた兄弟や親戚がそれを見て、「病院に入れろ」と大騒ぎする。お看取りをされた方々には、そんな経験も多いと思います。

ここでもう一度。たとえ人工栄養を摂っていても、終末期はできるだけカロリーと水分を減らし、脱水状態にしていくほうが患者さんにとってはラクに最期のときを迎えることができる、ということを知っておいてください。

医療器具についても少し知っておこう

人工栄養に触れたところで、在宅医療で使われるそのほかの医療器具についても、ちょっと学んでおきましょう。

入院日数が短縮されたため、点滴や尿の留置カテーテル、病気によっては人工呼吸器をつけたまま自宅に戻る患者さんが増えてきました。病院では医療器具が自動的につけられ、看護師さんが管理してくれるので、医療器具についてはご本人もご家族もあまり考えることはありません。

在宅ではお医者さんと看護師さんが訪問しながら、医療器具の正しい使い方へのご理解や管理をお手伝いしています。病院のようにナースコールですぐ駆けつける、ということができませんので、患者さんとご家族にも操作や洗浄を含めた、ある程度の知識が必要となってきます。

もっともよく使われている医療機器のひとつが「吸引器」です。これは気管切開をしてカニューレという管を喉につけている患者さん、呼吸器系の病気で痰がからんで飲み込むのが困難な患者さん、嚥下障害で飲食物や唾液がうまく飲み込めずむせる患者さんなどに使われる医療機器です。

痰の吸引はご家族がすることがいちばん多く、ご家族の中には看護師もびっくり、という熟練技をもつ方もいらっしゃいます。とはいえ、最初は慣れないしおっかなびっくりなので、訪問看護師さんに時間をかけて教えてもらうといいと思います。

最近では講習を受けたヘルパーも、痰の吸引ができることになりました。慣れればけっしてむずかしい処置ではないのですが、事故のリスクもありますし、患者さんにとっては苦しい処置なので、吸引器を使うときには十分な配慮が大切です。

在宅酸素療法「ＨＯＴ（Home Oxygen Therapy）」として、自宅にもちこまれる酸素濃縮機もよく使われる医療器具です。これはからだの中に酸素を十分に取り込めない患者さんに対して、長期にわたり自宅で酸素吸入をする治療法で、ＣＯＰＤ（慢性閉塞性肺疾患）の患者さん、ほかの肺疾患や肺がんをはじめ、老衰などで呼吸機能が落ちた患者さんなど、幅広い病気で使われています。

そして、ストーマ（人工肛門・人工膀胱）。これは消化器系・泌尿器系などの病気で、肛門、膀胱、尿管、腎盂、尿道が閉鎖された人の腸や尿管を、手術で下腹部などに引き出してつくった便や尿の排泄口です。肛門や尿道には括約筋がありますが、ストーマでは排泄物が自分の意思とは関係なく少しずつ排泄されてしまうため、排泄物をためる「パウチ」にある程度ためてから捨てるという方法を採ります。

このパウチを装着面の皮膚を保護しながら取りつける「皮膚保護材（フランジ）」などを含めた装具があるので、ストーマをつけた人は洗浄を含めたケアが必要です。

また、前立腺肥大症などで排尿が困難になった患者さんには、カテーテル（管）を尿道から入れ、小さなバルーン（風船）をふくらませて膀胱内に留めておく膀胱留置カテーテルが使われることがあります。カテーテルにはウロバックという袋が接続されていて、ストーマと同じように1日に1～2回、尿を捨てなければいけません。膀胱留置カテーテルは在宅ではよく使われている器具ですが、感染症や尿道の損傷を起こすことがあるため、オムツがいらなくて便利だからと長期にわたって使うのは、必ずしもおすすめできません。

在宅医療で使う医療機器は介護保険の対象にはなりませんので、お金がかかるのではないかと心配される方が多いのですが、購入費の1割で自費レンタルができるものがたくさんあります。在宅酸素、ネブライザー（水や薬剤を霧状に変え、気道内の加湿や薬剤投与のために用いる吸入器具）、痰吸引器などは、身体障害者手帳があれば給付される場合もありますし、自治体によっては医療機器購入額の半分を助成するなどのサービスを行っているところもあります。

医療機器の使い方やメンテナンスについてはお医者さんか看護師さん、購入やレンタル、助成などの福祉サービスについてはケアマネジャーが相談先となりますので、わからないことがあったら遠慮せずに聞いてください。

看取りの前に起こりやすいこと

病院で８割以上の方が亡くなる現代では、ほとんどの方が看取りなどしたことがないとあって、家での看取りを話し合っていても、患者さんの容態が急変すると動転して、救急車を呼んだりしてしまいます。でも、その急変が「そのとき」ではなく、「まだまだ」の場合もあります。

終末期に近づくと、どんな病気をもった患者さんでも、意識障害やせん妄を起こすことが多くなることは、これまでの章でも触れました。とくに突然、意識障害を起こして呼びかけても反応がなくなったりすると、「死んでしまった」とあわてることが少なくありません。それが「そのとき」なのか「まだまだ」なのかの見分け方を、簡単にお伝えしておきましょう。

意識障害を起こしたときの基本は、まずはＡ（気道＝Airway）、Ｂ（呼吸＝Breathing）、Ｃ（脈＝Circulation）の確認をします。これは路上で人がバッタリ倒れたときや、登山で事故を起こして意識不明になったときでも同じです。気道が詰まっていないか、呼吸をしているか、脈はあるか（まずは手首で、手首で感じられなければ首で確認）。それに加えて痛みや刺激に反応するか、呼びかけに反応するか、などを見るのです。

脈の取り方は第2章で簡単にお伝えしましたが、手首で診る場合は、まず握手をします。そして人差し指だけ相手の親指のつけ根にずらし、中指と薬指も添えて3本で親指のつけ根と手首部分を探ると、脈を感じることができます。

首の頸動脈は喉ぼとけの両側に触れると脈が感じられますので、お看取りを自宅で、と望んでいるご家族の方には、これを何度も練習していただきます。このABCが機能していれば、「まだまだ」お看取りではありません。

看取りの瞬間はどうなるか

「大往生」という言葉を聞いたとき、思い浮かべるのが98歳で亡くなったタダシさんです。1年前からだんだん体力がなくなって、寝ている時間が多くなってきたので、「そろそろかな」とは思っていましたが、予想以上にその日は早く訪れました。

その朝、タダシさんは朝食をおいしそうに食べ、「今日はいい天気だね」と言いながら、庭を眺めて横になっているうちに、お孫さんが「あれ？　呼吸が……。おじいちゃん、亡くなってる！」

実際にはこんなケースはまれですが、知人のお父さんにも同じようなことが起こりました。お父さんは毎日楽しみに通っていたデイサービスでお昼を食べ、そのあとテーブルに突っ伏していたのでスタッフが揺り動かすと、すでに亡くなっていました。

このときは駆けつけた娘さんも一緒になって「大往生だったね、大好きなみんなに囲まれて旅立つことができてよかったね」と言いながら、かかりつけ医の到着を待ったそうです。

こういう場合は、文字通り眠るようにスーッと亡くなるわけですが、ふつうはもう少し変化があります。

残された時間が日数単位になってくると、うつらうつらしている時間が長くなることは前にもお伝えしました。呼びかけると薄目を開けたりします。食事や水分がだんだん摂れなくなり、むせやすくなって、失禁などをすることもあります。尿が出なくなって、呼吸が不規則になってゼイゼイし、せん妄や意識障害も出てくると、残りの時間はおおむね2～3日から1週間くらいとなります。

お看取りがいよいよ近づいてくると、呼びかけにもだんだん応えなくなってきます。手足が冷たくなり、紫色になってきます。

大きく息をしたと思えば、何十秒か息が止まることもあり、次第に顎を上下させる「下顎呼吸」になってきます。やがて数回の長い間隔を空けた呼吸に続いて最期の呼吸があり、脈が触れなくなります。

ご家族はここで、これまで訪問診療をしてくれたかかりつけの医師と訪問看護師に連絡します。病院とちがって、お医者さんや看護師さんは看取りの瞬間にはいないことがほとんどですが、看護師がいる場合はご家族と一緒に、エンゼルケアという死後の身づくろいをすることが増えています。

電話を受けた医師の仕事は、ご家族とお話をして死亡診断書を書くことだけです。「ご苦労さまでしたね」と、ご家族を明るくハグすることができれば、それは医師にとっては最高のお看取りです。

第5章　救急車を呼ばないで

動転して救急車を呼んだら……

穏やかな最期を迎えたい、迎えさせてやりたい……。そう願っていないご本人やご家族はいません。でも、「看取りは自宅で」と準備レッスンも受けながら、患者さんの呼吸停止に動転したご家族が、救急車を呼んでしまうこともあります。

ヨシエさん（98歳）には脳の血管に小さな梗塞がいくつかあり、いつ亡くなってもおかしくない状態でした。と言っても、お看取りの兆候はまだまだ出ていなかったので、ご家族も安心していたのですが……。

同居していた息子さんの奥さんが夕食の声がけをしようと部屋を覗くと、ヨシエさんの呼吸が停止していました。

奥さんはかかりつけ医のぼくに電話をしましたが、携帯電話がうまくつながらなかったので、今度はご主人に電話をしました。ところがご主人の携帯電話もうまくつながらない。両方に連絡がつかなかった奥さんはパニックを起こし、救急車を呼んでしまいました。

奥さんからの着信があったのに気がつき、すぐに電話をしましたが連絡がつかなかったので、ご主人に電話をしました。ご主人は「えっ、何もないですよ、大丈夫ですよ」と、のんきな声を出しています。

それでも気になったご主人が奥さんに電話を何度か入れると、救急車に同乗し病院に行った奥さんとつながって、事情がわかりました。ヨシエさんは病院に到着した時点で亡くなっていました。

救急車を呼んで病院で患者さんが亡くなると、ふだんから診ていない病院の先生が診るので、不審死なのか自然死なのかの区別がつきません。そうすると警察が入り、死因がはっきりしないと、東京23区では監察医務院に運ばれて解剖されます。

奥さんは警察を待っているようで、「お義母さんも私も家に帰してくれないんです」と泣いているそうです。

そんなやりとりをしているうちに、警察から電話が入りました。奥さんから聞いた管轄署の警察官から、「先生が診ていらっしゃるそうなので」と、電話がかかってきたわけです。

ご遺体が監察医務院に行くかどうかは、管轄署と本部とのやりとりで決まります。ヨシエさんの状態を説明し、書類をファックスで送って「こちらでできることは何でもしますから」とスタンバイしていると、夜中近くに警察から「ご遺体を検死に来てください」という連絡が入りました。

ご遺体を搬送できるよう、ご家族に葬儀屋の手配を連絡し、警察に駆けつけるとヨシエさんは警察署の霊安室に安置されていました。死亡診断書を書いているところにご家族も到着され、ヨシエさんのご遺体は無事に自宅に戻ることができました。

かかりつけ医がいないと行政解剖も

お看取りの準備レッスンをしていたはずのご家族でも、実際に呼吸停止に直面すると、あわてふためいてしまうことが珍しくありません。

しかし、呼吸が3分以上停止したら、ご本人の脳は元に戻りません。救急車を呼んでそこから蘇生したとしても、さまざまな管をつながれたり、人工呼吸器をつけられたりして生き延びることになってしまいます。

「そういう結末と自然に亡くなるのと、どちらを望みますか?」ということを、ご家族に考えていただくのも看取りの準備レッスンの一部。死亡診断書を書いてもらうかかりつけ医への通報は、夜半であっても、翌朝でも大丈夫、ということもお伝えすることのひとつです。

想定以外のことが起こったら、「あわてない」「救急車を呼ばない」「まずは、かかりつけ医に電話を」の３つがポイントです。

いっぽう、救急車を呼んで病院に運ばれる途中で死亡が確認されたり、搬送された病院で患者さんが死亡したりすると、まず事件性の有無を警察が調べ（ここでかかりつけ医が話を聞かれます）、事件性がなく、監察医が診断しても死因がわからないときには行政解剖が行われます。

行政解剖をするのは東京都では監察医務院、大阪府、兵庫県、横浜市では監察医事務所が担当し、監察医制度のない地域では、おもに警察に嘱託された臨床医が行政解剖を行うことになっています。

ヨシエさんの場合は、ご家族がかかりつけ医の名前を告げたので、警察の段階でご遺体をすぐに返してもらえましたが、ふだんから患者さんの体調や病状を診ているかかりつけ医がいない場合は大変です。

知人が同居していた80代のお父さんは医者嫌いで、医療機関にほとんどかかっていませんでした。ある日、知人の娘さんが帰宅すると倒れていたので、あわてて救急車を呼びました。病院についたときにはお父さんは亡くなっていましたが、「不審死の可能性があるから」と病院では死亡診断書を書いてもらえず、代わりに警察を呼ばれてしまいました。

知人と娘さんは根掘り葉掘り事情聴取をされ、かかりつけ医がいなかったため、警察が要請した監察医が脳梗塞と診断するまで、お父さんとの対面もできなかったと言います。

救急車を呼んだ時点ですでにご本人が亡くなっていたときは、かかりつけ医がいてもいなくても、救急隊員は警察を呼び、警察官が着衣や家の中の状態、所持品などを調査して判断する「検視」が入るのがふつうです。

警察は家族や関係者への事情聴取も根掘り葉掘り行うので、悲しむどころではありません。

ただ、最近では消防署とお医者さんとのネットワークがある地域では、かかりつけ医のいる患者さんについては救急隊員が警察を呼ばず、かかりつけ医に連絡することも増えてきました。警察を呼べばそれだけ手間とお金もかかるので、それをカットしようという試みです。

救急車を1回呼べば、４万～5万円以上の出動コストがかかると言われています。諸外国では有料化されているところが多く2万～10万円かかりますが、日本では「行政サービス」という税金でまかなわれています。患者さんの費用負担は無料とあって、救急車がタクシー代わりに使われることが大きな問題になっています。

「お看取りを家でする」と決めたご家族の方は、税金を無駄にしないという観点からも、一呼吸おいて救急車を呼ぶ意味を考えていただきたいと思います。

そうでした。「救急車を呼ばないように」と何度も書いていますが、患者さんの呼吸のあるときは救急車を呼ぶという選択もあります。呼ばないほうがいいのは、呼吸が停止してしまったときです。

救急車で運ばれたときの延命治療

さて、救急車をいったん呼ぶと、蘇生措置も延命措置もフルコースのベルトコンベアに乗せられるということになります。「延命治療はいらないと言っていたのに、お父さんが生き返ったら人工呼吸器をつけられて、胃ろうまでつくられてしまったんです」と嘆くご家族もいらっしゃいます。

救急車を呼んだら、どんな蘇生・延命治療をするのだろう。そんな疑問をもつ方も多いと思いますので、この際、イメージをつかんでおきましょう。

まず、やってきた救急隊員は呼吸・循環を確認し、場合によって気道確保を行い、聴診器による心音・呼吸音の確認、血圧計による血圧測定、血中酸素飽和度測定器による血中酸素濃度で、第4章でもふれたＡＢＣ（気道、呼吸、脈拍）をすばやくチェックします。

それから、心臓が止まっている場合は自動体外除細動器（ＡＥＤ）や手動・自動による心臓マッサージを行い、呼吸が止まっている場合は酸素吸入器を使ったり、気道に管を直接入れて気道を確保する気管挿管などを行います。リンゲル輸液に加え、強心剤を使うこともあります。

救急車が救命センターの救急外来処置室に到着すると医師に引き継がれ、さらに高度な救命措置が行われます。

心肺蘇生処置が施され、酸素や昇圧剤が投与され、心電図、血圧がモニターされて、ＣＴスキャン、ＭＲＩ検査、血液検査が施されます。ときには大腿部カテーテルで強心剤を入れたり、人工呼吸器を装着されることもあります。

患者さんが息を吹き返すとＩＣＵ（集中治療室）に移され、容態が安定するとふつうの病室に移る場合もあります。患者さんの容態によって、1～２か月のうちに気管切開や胃ろうの造設が行われることもあります。

いったん始まった延命治療は止めることはできません。しかし、日本救急医学会では２００７年に「救急医療における終末期医療に関する提言（ガイドライン）」を公開し、終末期と判断された患者さんに対しては、ご家族の総意などを確認した上で延命措置を中止することができるとしています。

ガイドラインでは延命措置の中止や積極的治療をしない方法として「人工透析、血液浄化などを行わない」「人工呼吸器設定や昇圧薬投与量など、呼吸・循環管理の方法を変更する」といった方法を示していますが、２０１２年の日本救急医学会の調査では、高齢者の救急搬送患者に対して救命センターの医師の半数が「延命治療を差し控えた経験がある」と答えていました。

延命措置の中止や積極的治療をしないことについては肯定的意見が増えてきまし

たが、ひとたび始めていた治療を中止することには依然として抵抗感が強いという傾向が、この救命医へのアンケート結果でわかります。

ここでもう一度、患者さんご本人とご家族にお伝えしておきます。あわてて救急車を呼んでしまった場合でも、ご本人の「事前指示」などを含めた「ご家族の総意」があれば、救命医が延命治療を差し控えることもあります。ここで大きな力をもってくるのが「事前指示書」なのです。

必死の説得で実現できた安らかな看取り

担当してからわずか2日間でお看取りとなりましたが、救急車というと忘れられないのが、がんの治療を拒否していた患者さんのことです。自宅看取りの方向で診療を始めたところ、心細くなった奥さんが救急車を呼びそうになり、あやうく患者さんの大嫌いな病院で亡くなるところでした。

ある日、同じ区に住む知人の大学の先生から電話がかかってきました。向かいのお宅のご主人ががんで、病院の治療を拒否して自然療法に頼っている。だんだん危ない様子になってきたと奥さんが心配しているが、このまま死んでしまったら大変だ。何とかしてやってくれないか、と言うのです。

病院の主治医もいない、かかりつけ医もいないとなると、亡くなったときには間違いなく警察が入ります。その覚悟ができているのならいいけれど、それがいやなら少なくともかかりつけ医が必要、と奥さんを説得したので、「一度、来てもらえないか」という要請をされました。

奥さんからもお電話があったので、在宅医療というのは患者さんとご家族の医療面・精神面でのサポートをしながら計画的にお宅に伺うものです、とご説明し、亡くなったときの問題についてもお話ししました。

けれども50代の奥さんは在宅医療のイメージがよくつかめず、亡くなったときの問題についてもよく理解できない様子で、１週間くらい話が止まっていました。しかし、「やっぱり来てください」とお電話が入ったので、お宅に伺いました。

伺ってみると、患者さんは食事も水分もほとんど摂れておらず、脱水状態になっていました。今日か明日か、１か月後なのかということはわからないけれど、お看取りに至る可能性が限りなく大きい状態でした。

ご本人は会話ができても、口の中が渇いているのでうまくしゃべれません。排せつはオムツで行っていましたが、脱水になると尿の量も当然ながら減りますから、オムツを替えてから半日もたっているのに、ほとんど排尿がありませんでした。

こういう場合は、点滴をするかしないか、という選択になります。点滴をしないと、一両日中に亡くなるリスクが非常に高くなります。唾液だけで1日に1リットルぐらい水分が出てしまいますし、血管の中の水分量はだいたい5リットルぐらいですが、その水分がなくなると脳がダメになってしまうのです。

血管の中の水分を含めた血液量が減ると、心臓や脳にとっては最大のリスクになります。脳に行く血液量がある程度確保されていることと、その中に酸素と糖分があることが、人間が人間らしく生きるための最低の要件で、そこが確保されるためには、過度ではない点滴が必要です。

ふつうは250ml程度の点滴を入れますが、少し多めに1日500mlくらい（一部は尿として出てしまっても）入れておくと、最期のお別れのコミュニケーションがご本人とご家族で何とか取れる意識レベルが保てることが多いようです。

そういう状態が確保できる可能性をご説明し、「どうなさいますか」と訊ねると、奥さんが「お願いします」と答えました。

維持点滴という、糖分のちょっと多めに入っている点滴を５００ml入れると、しなびていた植物が急に花開くように、てきめんに患者さんの様子が変わりました。家族はびっくり、ご本人もびっくりです。

患者さんは治療を拒否していても死を望んでいたわけではなく、なんとか治そうと自然療法やマクロビオティックをやっていました。結果的にはそれもうまくいかなくなって脱水状態になったわけですが、「食事も点滴も、やってうまくいくときもあるし、うまくいかないときもありますので、突然、神さまに召されるかもしれません。その覚悟はお互いにしておきましょう」とお話ししました。

それともうひとつ、「在宅医がいれば、亡くなったあとお巡りさんが来てごたごたすることもないし、あわてて救急車を呼んで病院に運ばれ、見たこともないお医者さんに延命治療をされるということもなくなりますよ」と説明すると、ご本人は「それがいちばんありがたいです」と、うなずきました。

翌日の朝、お宅を訪問して診察したあと、講演を引き受けた大学に到着すると、パニックを起こした奥さんから電話がかかってきました。旦那さんの容態が急変したので救急車を呼ぶと言うのです。

「救急車を呼んだら、その次、どうなるんでしたっけ?」と、ぼくは訊ねました。

その日の朝の訪問では、ご主人に点滴を1本だけ入れましたが、血圧が下がっていましたし、脈の張りもありませんでした。

そこで奥さんには、「脈が弱い感じがするから、もしかしたら、今日、お看取りになる可能性があるかもしれません。そのときには気を確かにもって、あわてないこと」と念押しし、救急車を呼んだときにはどうなるのかを繰り返しお話しして、奥さんの話を40分ぐらい傾聴しながらカウンセリングをしました。

そして「もう大丈夫です」と奥さんが言うので、「行ってきます」と安心して大学に向かったのですが、いざとなると奥さんは、やはり動転してしまいました。呼吸が不規則になったりすると、ご家族はどうしてもあわててしまうのです。

そこで、救急車を呼んだときに起こることを繰り返し携帯電話でお話しし、「せっかく今朝まで、お看取りを家でしようねと、家族で合意したことが全部ひっくり返されてしまうけれど、それでもいいですか?」と訊ねました。

そして、「お看取りまでにはそれほど時間がないように思えるので、その時間を大切にしてください。そうすれば、安らかなお看取りができ、ご主人にもお礼をちゃんと言えますよ、ぼくも講演が終わったらお宅に伺いますから」と。

奥さんは「待っています」と答えました。ご主人は到着する前に亡くなっていましたが、奥さんと3人のお嬢さんは涙ながらに「いいお看取りができました」と、喜んでくれました。10代・20代のお嬢さんたちは、お母さんを支え、しっかりお看取りに参加してくれました。

後日、ご家族の様子を見に訪ねたときに、高校3年生だったいちばん下のお子さんに、「お父さんがいつでも見ててくれるから、一生懸命、勉強して、一生懸命、生きていこうね」と言って握手すると、大きくうなずいて応えてくれました。そのときの泣きだしそうな笑顔を、いまでも忘れることはできません。

おひとりさまと救急車

ひとり暮らしの患者さんが救急車を呼んだ場合は、またちがった展開が起こることもあります。

60代のミツコさんは、50代で脳卒中を起こし、以来、車椅子生活を続けています。右手と右足がほとんど使えない片マヒで、痩せなければいけないのですが、体重が80キロ以上あります。

そのミツコさんが夕食後、冷蔵庫から水を出そうとして立ち上がり、バランスを崩して倒れました。冷蔵庫の角に胸をぶつけ、息ができないくらい痛かったそうです。ぼくに電話をしようにも、起き上がって壁に貼った電話表を見ることができません。仕方がないので電話まで這って行き、119を押しました。

救急車が到着しました。ミツコさんは痛がっているので、どこかの救命センターに運ばなければいけません。近郊の市を含め周囲の病院すべてに受け入れ要請をしましたが、どこも手いっぱいで対応ができないとの返事です。

「いいですよ、診てあげますよ。だけど、帰りの方法だけは確保してくださいね」という病院が見つかるまで、救急隊は3時間、立ち往生していました。しかし、「帰りの方法」と言われても、ひとり暮らしのミツコさんには家族がいません。頼める友人もいないということで困りに困り、23時に携帯に電話してきました。

ぼくはずっと仕事をしていて、お腹がすいたので一緒に仕事をしている息子とふたりで夕食を食べにラーメン屋に行っていました。餃子と野菜湯麺を頼んで、どちらが車を運転するかと息子とジャンケンをし、勝った息子がビールを飲み始めたところで、電話がかかってきたのです。

病院に迎えに行くことを承諾し、ひとりでは80キロ以上のミツコさんを車に乗せられないので、息子に「酔っぱらっていてもいいから、かつぐのだけ手伝ってよ」と頼んで、病院に迎えに行きました。

ミツコさんは幸い打撲だけで、湿布を貼ってもらうだけで済みましたが、そのときに思ったのは、「これが認知症の患者さんだったら、どうなっただろう」ということです。

ミツコさんの場合は「ここに電話を」と、自分でかかりつけ医への電話を指示できたわけですが、認知症の患者さんだったら、救急車も呼べないかもしれないし、仮に呼べたとしても救急隊員や救急医との会話が成り立たないかもしれません。

さらに「帰りの方法」を聞かれても、連れ帰ってくれる人が見つからない場合もあります。そうなると病院が最初から引き受け要請を受けてくれず、到着した救急隊は患者さんの家で立ち往生することになります。

実際、ミツコさんのときには翌日、救急隊から何回もお礼の電話が来ました。

認知症のひとり暮らしが増えるということは、こういうケースがどんどん増えていく、ということです。医療や介護の専門職ばかりでなく、行政や地域も一体となって、考えていかなければならない時期にきています。

「救急車呼びたがり症候群」の高齢者

救急車と言うと、絶対に忘れられない患者さんがいます。ひとり暮らしの85歳のおばあちゃんで、肺気腫と高血圧で近所の診療所に通院していましたが、足が悪くなってほとんど歩けなくなり、認知症状も出てきたため、地域包括支援センターが入ることになりました。

このおばあちゃんはタバコが大好きで、ほとんど歩けないのにタバコだけは自分で買いに行っていました。どうやって買いに行っているんだろうと、センターのスタッフも首をかしげていました。

おばあちゃんのもうひとつの「趣味」は、救急車を呼ぶことでした。たぶん肺気腫で苦しかったのでしょう。「息ができない」とパニックを起こし、すぐ救急車を呼んでしまうのです。

何回も「オオカミが来たぞ」ですから、連れて行く病院がありません。１日に３回くらい呼ぶこともあるので、救急車も立ち往生で困っていました。

「何とかならないか」の相談を受けて、初めておばあちゃんの自宅を訪ねると、20日間で67回も救急車を呼んでいました。そして、壁には「もう救急車を呼ばないようにしてね。○○消防署救急隊」という、涙マークつきの貼り紙が貼ってありました。

思わず噴き出してしまいましたが、笑ってばかりいられません。お年寄り用の弱い抗うつ剤を処方し、訪問看護師さんに入ってもらいました。そして薬剤師さんにも見守りに入ってもらうように手配し、お弁当を配達しているお兄さんにも「ちょっと様子を見てね」と見守りを頼み、「ほ〜ら、みんなで見ていてくれるから、もう大丈夫だよ」と言ったら、おばあちゃんはその日からピタッと救急車を呼ばなくなったのです。

おばあちゃんには年金もほとんどなかったので、地域包括支援センターで生活保護の手配をし、しばらく自宅で診ていましたが、まったく歩くことができなくなったためひとり暮らしが無理になり、グループホームに入りました。何年かのちにそこで亡くなったと聞いています。

「救急車呼びたがり症候群」というのは、ぼくの勝手な命名ですが、こういう患者さんは決して少なくありません。この症候群には傾向があり、軽い認知症とCOPD（慢性閉塞性肺疾患）がある方で、軽いぜんそくはあるかもしれないけれど、そんなに重症ではないのに、不安感が出てくると「息が苦しい」と、救急車を呼んでしまうのです。

別のおばあちゃんは、息子さんが家にいる間はいいのですが、いなくなると不安になって呼吸困難を起こし、救急車を呼んでいました。そのたびにタクシー運転手の息子さんは、仕事を途中で抜け出して病院に迎えに行かなければなりません。

困り果てた息子さんに頼まれて、訪問診療をすることになりましたが、このおばあちゃんにも軽い認知症があり、若いころの結核で肺の機能が弱くなっていました。しかし、そういう状態で搬送されても、病院では「何もない」と言って帰されてしまいます。場合によっては、適切ではない薬を出されたりして、かえって調子が悪くなることもあります。

けれどもご本人としては本当に苦しいので、それをちゃんと受け止められる人がいないと、また救急車を呼ぶことになってしまいます。誰かその不安感を受け止められる人がいると、救急車を呼ぶのがピタッと止まることがよくあるのです。

このおばあちゃんの場合も、要介護認定を取ってヘルパーと訪問看護師が入り、息子さんのいない間の見守りを少し手厚くして、ご本人の不安を受け止めるような体制をつくったら、救急車を呼ぶのが止まりました。

認知症の方が救急車で運ばれると、環境の変化でせん妄状態になることも少なくありません。救急車で病院に到着したとたん、おかしな言動や行動を始める方がいますが、これがせん妄です。環境が変わると、すぐにせん妄が起こるのです。

せん妄は起きやすい人と起きにくい人がいますが、「高齢者、認知症、環境の変化」の組み合わせだけで、起こりやすくなることを覚えておいてください。とくに気をつけていただきたいのが、レビー小体型認知症の患者さんです。

救急車を呼んだほうがいいときは？

もちろん救急車を呼んだほうがいいときもあります。その筆頭が脳梗塞や心筋梗塞などの血管系の病気です。こうした病気は発症後2時間が〝ゴールデンタイム〟です。とくに脳梗塞は「ＦＡＳＴ」と呼ばれる「Face＝顔」「Arm＝腕」「Speech＝言葉」「Time＝時間」の４つを覚えておいてください。

鏡を見て顔の片側が歪んで笑えなくなったり、右手右足を上げてみて、左手左足を上げてみて、どちらかが動かない、あるいはろれつが回らなくなって話せない、という状態になったら、時間が大切、一刻も早く救急車を呼びます。

心筋梗塞や狭心症も、左胸だけが痛いのはたいてい大丈夫ですが、胸のあちこちや腕に痛みを感じたり、痛みの面積が多いときは、リスクが高くなります。また、大動脈瘤の場合も背中にふだんとちがう激痛が走ります。痛みが強く、しかも面積が大きいときは、救急車をすぐに呼んだほうがいいでしょう。

高齢者に多い熱中症は夏場に多いと思われていますが、暖房の効いた冬場にも起こります。熱中症は症状によって３つの段階に分けられます。

軽症度（Ⅰ度）ではからだや腹筋の痛み（腹痛）をともなった痙攣がみられます。多量の発汗があり、呼吸数が多くなり、顔色が悪くなって、めまいなどもみられます。

中等度（Ⅱ度）では、めまい感、疲労感、虚脱感、頭痛、失神、吐き気、嘔吐、血圧の低下、頻脈が起こり、顔が蒼白になり、多量の発汗などでショック症状が見られます。極度の脱力状態となりますので、こんな症状が見られたら救急車を呼んでください。

重症（Ⅲ度）になるとⅡ度の症状に加えて、意識障害、奇怪な言動や行動、過呼吸、ショック状態が起こり、温度調節ができなくなって多臓器障害が起こり、脳、肺、肝臓、腎臓などに障害が生じます。

意識障害やせん妄などが起こって、言っていることがふだんとちがうと思ったときには、かかりつけ医に相談してから救急車です。

そして骨折。高齢者が転倒して起き上がれなくなったときのもっとも多い原因は大腿骨の骨折です。強い痛みがある、はれや変形がある、動かすとさらに痛がる、骨が飛び出しているなどがあったら救急車を呼んでください。骨折すると体内で出血が起こってショック状態になることがあり、いのちが危険にさらされます。

救急車を呼んだほうがいいのか、迷った場合はかかりつけ医に相談するか、急いでいる場合は「#7119」「東京消防庁救急相談センター」に相談してください。医師・看護師・救急隊経験者等の相談医療チームが24時間体制で適切なアドバイスを行っています。

第6章

「在宅医療」との上手なつきあい方

認知症レスキューチームを地域で

皆さんの地域にも「地域包括支援センター」という機関があるのをご存知ですか？　これは介護保険サービスの申請や相談から、高齢者の日常支援に関する相談まで、地域のお年寄りの問題をワンストップで相談できる場所です。

ここには介護福祉士やケアマネジャー、看護師、保健師などがいて、さまざまな相談に乗っていますが、トラブルは山積みなのにスタッフの数が少ないので、一生懸命やってひとつ問題が解決しても、モグラたたきのように問題が次から次へと起こってきて、対処しきれないのが現実です。

そこで、近所の地域包括支援センターに協力し、認知症の方のレスキューチームのようなものをつくりました。これは正式なものではありません。いわば地域のボランティアといったところです。

「ちょっと様子のおかしな人がいるんですけど……」

民生委員や近所の人などから、行政の窓口にそんな通報や相談が入ると、地域包括支援センターのスタッフが訪問し、その後、相談の連絡が入ることがあります。

診療の依頼ではなく、認知症の疑いのある人を見つけたので、確かめてもらえないだろうか、という依頼です。

それで「がってんだ」と飛んでいく。医師がかかわることで物事が動き出すことがあるので、そのきっかけづくりとはとても大事な仕事です。診療を始めてもお金がもらえないこともあるし、診療が長続きしないこともありますが、こういうことをやる医師がいないと、誰も見動きできないことがあるのです。

行き先はさまざまです。お宅に伺うこともありますし、徘徊先だったりもします。出会ってすぐに認知症のチェックをするわけにはいきませんから、まずは仲良くなることから始めます。

最初は不信感でいっぱいなので、なにを聞いても返事をしてくれません。そこで周囲をさりげなく見まわしながら、その方が興味をもちそうな話題を投げかけます。映画、スポーツ、競馬、歌……。うまく当たりが取れることもありますが、何度か通わなければならないときもあります。

在宅医は地域の見回り先生

認知症の方がひとり暮らしをしているところに、悪い人が言葉巧みに近づいて高価なものを繰り返し売りつけたりするのも、珍しいことではありません。親戚や昔の知り合いが勝手に家に入り込んで、ハンコを押させて年金を取ってしまったり、お金を勝手に引き出したりすることも起こります。

70代のアキオさんの場合は、以前通っていた飲み屋のおばちゃんが家に入り込み、ずいぶんたくさんのお金をだましとられました。交流のあった近所の人が「変な女の人が入り込んでいるし、アキオさんの様子もおかしい」と、地域包括支援センターに電話したのが発覚のきっかけです。

センターでは警察に相談しましたが動いてくれなかったので、ぼくに声がかかりました。医師が入ると警察も動くかもしれないと考えたのです。それでアキオさんの了解を得て訪問診療しながら様子を伝えていると、ようやく警察も動き出し、ずいぶんたくさんのお金がなくなっていることがわかりました。

最初のうちはアキオさんが吸わないタバコの吸い殻や、女性が読むような雑誌が置いてあったりしたのですが、訪問し始めてから、だんだんそうした気配がなくなっていきました。やはり医師が出入りしていると、悪い人もやって来にくくなるようです。

結局、アキオさんはセンターが施設探しをして、グループホームに入りましたが、近所の人からの通報がなかったら、骨までしゃぶりつくされていたかもしれません。

こうした認知症の患者さんの「発掘」には国も動き出しました。「オレンジプラン」という5年計画の中には「認知症初期集中支援チーム」が盛り込まれています。

これは認知症専門医と臨床心理士のいる診療所などが「身近型認知症疾患医療センター」になり、そこから社会福祉士や看護師などが地域の家庭を訪ね、認知症の人を早期治療につなげる、というものです。

家に引きこもっている認知症の人を発見して治療につなげていく、「見回りチーム」は、これからの認知症対策でいちばん大事な仕事です。それと同時に在宅医は地域の「見回り先生」として、高齢者の生活の安全を考えていけるポジションにもあります。

高齢者のお宅に伺うと、油のこびりついたガスコンロや、ホコリに埋もれたコンセントを見ることが少なくありません。「危ないお宅がたくさんある」という話を東京消防庁の方にしたところ、東京ガスや東京電力の点検員と一緒に、もよりの消防署のスタッフが高齢者のお宅を回ることになりました。最初は地域包括支援センターのスタッフも一緒です。

と言っても、お年寄りは外から人がドヤドヤ入ってくるのをいやがります。とくに認知症の方は介護拒否につながることもあるので、注意しなければなりません。しかし、なじみの在宅医が「見てもらうといいよ」と言うと、意外とすんなり入れることがあります。そんなお手伝いをするのも在宅医の仕事かな、と思っています。

ぼくが在宅医を始めたわけ

このへんで、どうして在宅医を始めたのか、ということも書いてみたいと思います。もともと目指していたのは、アメリカの家庭医のように地域で診療する総合医でした。

ところが、経験を積もうと麻酔医を始めて3年目に難病にかかってしまい「長く生きるのは無理でしょう」と宣告されてしまいました。そこで初心に戻って家族療法（患者と家族を対象とする心理療法）を勉強していたところ、指導医を紹介してくださった先生から、「ぶらぶらしているんだったら、うちの小児科で家族療法をやってみない？」と誘われたのです。

始めてみると小児心療内科は忙しいところでした。不登校などの問題を抱えたご家族がたくさんやってきて、当初、最低15分くらいはきちっと見立て、月に最低1回は診察に来てもらうようにして、という流れを考えていたのですが、患者さんはどんどん増え、最終的には2分間診療の状態になってきました。

これではちゃんとした診療ができないし、からだがまた壊れてしまう……。小児科で開業しないかという話もあったのですが、そこまでは踏み切る気にはなれなくて、東京都荒川区の病院で雇われ院長をすることになりました。

その後ちょうど2000年に介護保険が始まるときに、のちに厚生労働省の年金局長となる香取照幸さんに同窓会で会い、在宅医療という分野があるのを聞き、ぼくがやりたい医療に近いのではないかと思いました。患者さんの人生やご家族にちゃんとかかわりながら、からだの健康だけではなく、メンタルヘルス（こころの健康）にもかかわれるという形が大事だと考えていたからです。

そんなところに、今度は足立区の病院から院長をやらないか、というお誘いがありました。ここでは外来に加え在宅診療もやっていて、自分のやりたいことの本質を探す気持ちも、よりみがかれていきました。

最初の看取りは往診で

ぼくが生涯初めての在宅でのお看取りをさせていただいた90代のおじいちゃんは、ぼくが雇われ院長をやっていた病院の3軒先の商店の先代だった人で、その病院に何度か入退院を繰り返していました。とてもいいご家族で、当時高校生だった、のちのオリンピック金メダリストもよくお見舞いに来ていました。

何回目かの入院のとき、「もう入院させないで家で見ますから、先生、往診に来て」とお母さんに言われました。病院は荒川の下町商店街にあって、家族の結びつきや人情の豊かなところです。ご家族も自宅に戻ったおじいちゃんの面倒を、本当によく見ていました。

ご家族は自宅でのお看取りを望んでいたので、往診しながらお看取りの勉強を始めました。見よう見まねで往診を開始し、数か月たったある日、なんとなく、そろそろなのかなあという感じがしてきました。

そこでご家族にもお伝えして、こころの準備をしていただきました。３軒先の近所でしたし、ぼくにとっては初めてのお看取りですから、診療外にも様子を見に伺い、最期は「先生、そろそろ危ないみたいです」の知らせで駆けつけて、しっかり枕元でお看取りさせていただきました。

このお看取りでご家族とのチームワークを体験し、「在宅医をやりたい」という気持ちがますます強くなってきました。おじいちゃんのご家族とは、その後も診療を通じてのおつきあいがありました。

在宅診療での開業を考えて知り合いに相談したところ、在宅医がまだ少ないという大田区を紹介されました。大田区を選んだのは、年収何億という人がいる田園調布から、生活保護の人が多い蒲田地区まで大きな経済格差があるので、日本の縮図のようなものが見られるかもしれないと思ったからです。

そして２００４年９月、大田区で在宅医療をメインとするクリニックを開業しました。始めてみたら、認知症の患者さんが非常に多いことに気がつきました。そして、その患者さんを支えるご家族にもうつ状態の方が多いのです。

そういうご家庭を訪問し、冗談を言いながら診察をしていると、なんとなく患者さんやご家族が和やかになったり、表情が明るくなってきたりします。

診療を続けているうちに在宅医療では認知症は避けて通れない、ということにも気づきました。そこで、認知症についての猛勉強を始めたのです。

在宅医療は「アリの目」「トリの目」「サカナの目」

患者さんやご家族からすると、在宅医療のよさというのはお医者さんを丸裸で見られるところでしょう。在宅医は白衣を脱いで出かけることが多いですし、たいした医療器具も持参しません。しかしながら診療にはたっぷりと時間をかけます。お茶も一緒に飲みますし、ご家族の愚痴もよく聞きます。

いっぽう患者さんとそのご家族のほうは、ちらかし放題の部屋を見られたりすると、「ここまで見られてしまったんだから」と思うのか、だんだんお互いに裸のつきあいになってきます。

そういう状態でご家族と話していると、患者さんばかりではなく、ご家族の体調のよしあしを感じることがよくあります。ご家族のほうが重い病気にかかっていたりしている場合もあるので、サインを見逃さないようにしなければなりません。

在宅医療のキーワードは､「フットワーク」「チームワーク」「ネットワーク」です。それから「アリの目」（目配り）「トリの目」（気配り）「サカナの目」（心配り）です。

現場をきちっと見るアリの目。木を見て森を見ずにならないように客観的に見るトリの目。そして魚眼レンズのようなサカナの目は、リスクマネジメントの目とでも言うのでしょうか。そんな３つの目も必要です。

筋ジストロフィーのお母さんを訪問診療していたところ、介護していたお父さんが閉塞性動脈硬化症になっていたのが見つかったことがありました。３つの目と「フットワーク」「チームワーク」「ネットワーク」がうまくつながった例です。

いずれは在宅医療をやりたいという病院勤務のお医者さんから「同行させてよ」と頼まれることは少なくありません。病院の先生が在宅医療の現場を知ることは大切なので、積極的に引き受けていますが、このときは整形外科のお医者さんと一緒に、お母さんのところに診療に行っていました。

お母さんの診療中、お父さんが言い出しました。

「オレ、5分歩くと足が痛くなって、歩けなくなっちゃうんだよ」

整形外科のお医者さんが足を見ると、紫色になっています。「これは整形の分野ではないようだ」と言うので、第2章でお伝えした足の甲の足背動脈を3本指で触診してみましたが、脈が触れません。

「これはまずい」と、その場で血管カテーテルの上手な先生に電話をしました。すると、その日のうちに受診となり、カテーテル治療をしてくれました。

お父さんは心筋梗塞にもなりかかっていたので、ついでにその治療もしてもらい、いのち拾いをしました。お母さんの介護のストレスで、タバコをバンバン吸っていたのが閉塞性動脈硬化症として足に出たのです。

お母さんは筋ジストロフィーで歩けません。でも、糖尿病があるのに盗み食いをするのです。お父さんの言うことはまったく聞かず、注意すると車椅子をバッタンバッタン前後に動かし大きな音を出します。トイレもうまくできないので紙で拭かず、周囲をウンチだらけにしてしまいます。

そんな状態が日常なので、お父さんはストレスで参っていました。夜は眠れないし、タバコの量は増える……。しかも気の強いお母さんには結婚以来、ずっと尻に敷かれっぱなしでしたから、「どうしてオレがこんなに苦労しなきゃいけないんだ」と思うと、血圧はよけいに上がります。

お父さんの閉塞性動脈硬化症をカテーテルで治療したのは2年前でしたが、ご夫婦はともにいまも元気です。お父さんのほうもいのち拾いして、医療への信頼感を深めたことでストレスも減り、２００くらいあった血圧も落ち着いています。

「お父さんの仕事は、お母さんより1日でも長く生きることだよ」と言うと、「お母さんはお母さんで、もういいんだ」とアハハハと笑いながら言います。お父さんが気持ちを切り替えたことで、家族も明るくなりました。

以前はお母さんを嫌っていたふたりの息子さんも含め、ご家族がお母さんにイライラすることがなくなったら、お母さんのほうも穏やかになってきました。そんなふうに、結果的に家族療法を継続できるのもうれしいことです。

在宅医は「名探偵コナン」

ご家庭を訪問して診療をする在宅医療では、人間的なふれあいを通して見えてくる情報がたくさんあります。たとえば、ご主人の治療で通っていたところ、奥さんの様子がちょっとおかしい。同じことを何回も話している……。

あるいは「この薬、飲んでくださいね」と置いていっても、翌週に行ったときにも同じ場所にあり、しかもちっとも減っていない、なんてこともあります。そんなとき、こちらは「名探偵コナン」です。「おや、もしかして認知症かもしれないぞ」と、推理を始めるのです。

いまも忘れられない患者さんのひとりが、在宅医を始めて3年くらいたったとき、認知症で外に徘徊に出てはケガをして帰る、ということ繰り返していた90代のお父さんです。

娘さんから頼まれて診始めたのですが、お母さんのほうも家政婦さんが掃除した直後に「なんか、汚れてるわね〜」と言うことが多いので、几帳面な人だなあと思っていましたが、そのうちに「待てよ」という気がしてきました。

しばらくたつと、お父さんはだんだん歩けなくなってきて、ある日、便秘がひどいという連絡が入りました。

「先生、ずっと出ていないので、苦しがっているんです」

往診に行き触診をしたあと、「じゃ、浣腸してみましょうか」と浣腸して、「ちょっと動かないでいてくださいね」と言ったのですが、お父さんが動いたので絨毯の上にドッと出てしまいました。

絨毯が汚れたので、お母さんと一緒になって一生懸命、それを片づけました。お母さんは「高い絨毯なのよね」と文句を言っていましたが、洗える状態ではなかったので捨ててもらいました。確かに高そうなペルシャ絨毯でした。

ところが、その次に診療に伺うと、「先生、大変、大変、絨毯を盗まれちゃった」と、お母さんが言うのです。「一緒に捨てたじゃないですか」と説明しても、また「盗まれちゃった」を繰り返します。

これはまずいと、確定診断をするために病院を紹介しました。ＭＲＩの検査は40分ぐらいかかります。それを待っていられずに、お母さんは逃げて帰ってきてしまったため確定診断はできなかったのですが、アルツハイマー型認知症として臨床診断し、娘さんの了解を得て治療を始めました。

このご家庭のことはとても記憶に残ったので、ぼけ予防協会（現在の認知症予防財団）で「認知症の人が認知症の人を介護しているという現実がある」ということで、「認認介護」というネーミングとともに発表させていただきました。

それが新聞に取り上げられ、「認認介護」という言葉が世に出たわけですが、高齢者世帯のふたり住まいが、このご夫婦のように老老介護から認認介護になることは珍しくありません。

そうなってくると、ふつうは「どちらかを施設に」と考えます。けれども、認認介護は「人」という文字と一緒で、夫婦のいっぽうが施設に入居したりすると、つっかい棒がはずれたように、両方の状態が悪化してしまうことがあるので、気をつけなければなりません。認認介護でも絶妙なバランスで支え合っているご夫婦もいらっしゃるのです。

もちろんそういう状態は長続きしませんが、それでも1年くらいはなんとかふたりで、楽しそうにやっているご夫婦は少なくありません。甲斐甲斐しくお世話をしているような、してないような感じで、一緒に暮らしています。

こういうご夫婦の場合は、ケアマネジャー、ヘルパー、在宅医、訪問看護師などが連携を取って見守りながら、やがてはおふたりが一緒に入れる施設を探していくといいのですが、問題は誰がその決定をするかです。

遠くに息子さんや娘さん、親戚がいらっしゃるときはなんとか連絡を取ることもできるでしょう。しかし、ご夫婦だけの場合はどうするか。ここからは行政がかかわってくるわけですが、行政も頭を抱えています。

今後、ひとり暮らしや老老介護、認認介護はますます増えていきます。地域でのケアのあり方を含め、患者やその家族になるかもしれない皆さん自身も参加して、考えていかなければならない時代になってきました。

在宅医療で見たさまざまなドラマ

在宅医療の現場には、本当にさまざまなドラマがあります。

認知症のおばあさんを介護していたお連れ合いが、お手洗いで脳卒中を起こして一昼夜、倒れていたことがありました。ヘルパーさんが発見して連絡してきたので、すぐに救急車を呼んでもらい、入院した段階ではじめておふたりが内縁関係だったことがわかりました。

緊急とあって入院して手術はしたものの、おじいさんの「お身内」や「保証人」が見つからないので、病院では困り果ててしまいました。お金の支払いを誰ができるのかわからないからです。

「保証人」の究極の目的は病院がお金を取りっぱぐれないことと、亡くなった場合のご遺体の引き取り先です。ですから、「お身内」や「保証人」がいなくても、入院費を前払いしたり、亡くなったときの連絡先を確保したりしておけばなんとかなるのですが、このおじいさんの場合、ご本人は話すこともよくできないし、同居するおばあさんは認知症と、誰にも詳しいことを聞けない状態でした。

入院時の「保証人」問題は、ひとり暮らしの方の大きな心配ごとですが、保証人がいないからと言って、緊急時の処置や一刻をあらそう手術を病院が行わない、ということはありません。回復したあとで対処すればいいのです。

しかし、ご本人に対処する能力がないときには、ちょっと困ったことになります。ひとり暮らしの方が意識不明になってしまったときや、ほかにご家族のいない認認介護のカップルに入院が必要となったときには、ご自身もお連れ合いも対処ができないからです。

この老カップルの場合は、地域包括支援センターがかかわり、おばあさんは成年後見制度で後見人がついて施設に入りました。在宅でリハビリをすることになったおじいさんは生活保護を適用され、負担軽減のあるケアハウスに入居しました。

そんなふうに最後には行政が入り、成年後見制度や生活保護につなげたりしてくれますが、ひとり暮らしの方や老老介護の方は、「まさかのとき」を想定し、連絡先やお金の管理について準備をしておくことが大切だなあと、つくづく思いました。

かと思えば、昔、一流企業のエリートだったおじいさんは、わがままだったため家族にも親戚にも見放されてしまいましたが、経済観念があり、認知症になる前から弁護士に後見を依頼していました。ただ、認知症が進んでいるのに、「介護はいらない」と拒否しているところが、悩みの種です。

近所ではご夫婦だと思っていたら、実は91歳と89歳の兄妹だった、という方もいます。妹さんは認知症ですが、お兄さんは認知症に対する知識がないので、妹さんがもの忘れや失敗をすると怒ります。そうすると妹さんはいじめられたと、外で大泣きするのです。

近所の人からの通報で地域包括支援センターが入り、介護の手を入れようとしましたが、お兄さんは「全部、おれがやるから」と、いまも頑なに拒否したままです。

ひとり暮らしの70代前半の認知症の女性は、知り合いの男性からお金を巻き上げられていました。車も3台ぐらい買わされていたのですが、ご本人はなにも覚えていないのです。

それに気がついたのが、ケアマネジャーでした。そこそこの年金があるはずなのにお金が残っておらず、しかも、多額の金額の請求書があるのを見て首をかしげました。しかも、庭にはご本人には乗れないはずの車が置いてあります。

「誰が乗っているの?」と調べていくと、知り合いの男性でした。この患者さんには後見人がつき借金を整理していますが、精神鑑定を頼まれたのが縁で、ぼくが担当することになりました。

年金や財産目当てで他人に家に入りこまれていた、ひとり暮らしの認知症の患者さんは何人もいます。そんな患者さんたちに出会うたびに、どうしたら「見守り」がうまくできるのだろう、と考え続けています。

思わずお寿司を頼んだ大往生

そんなふうに、患者さんの人生はままならないことも多いのですが、介護のキーパーソンが変わっただけで、情景が一変することもあります。

肺気腫に加え肺がんに苦しむ90代のおじいちゃんがいました。そのご家庭では60代の息子さんが主介護者としてケアに当たっていましたが、とても涙もろい方で、ちょっとしたことで「もう在宅は無理です」とくじけてしまいます。

ところがその方の娘さんが、おじいちゃんの介護をするために家に戻ってきました。娘さんはケアマネジャーで、看護師の資格ももつ介護のプロでした。娘さんとは自宅ばかりでなく、認知症や看取りの勉強会でも顔を合わせることが多くなり、娘さんとぼくと訪問看護師さんの３人は会うとお互いハグし合って、チームのようになってきました。

おじいちゃんは肺気腫と肺がんなので酸素を入れ、呼吸リハビリの一環としてのタッピングを看護師さんにやってもらい、それでなんとかもたせていました。

しかし、呼吸の状態を示す酸素飽和度が少しずつ落ちてきて、いよいよという状態になったので「全員集合」の号令をかけ、息子さんご夫婦とその兄弟姉妹、おじいちゃんのお孫さんたち、総勢10人ほどでぐるっと枕元を囲んで、お看取りをしました。

お看取りの場に10人のご家族と、在宅医と訪問看護師が一緒にいるというのは、めったにないことです。

時間は少しかかりましたが、そのうちにおじいちゃんの呼吸が不規則になってきました。「そろそろですよ」と言うと、ご家族は泣きながら、おのおの大きな声で見送りの言葉をかけはじめました。

「おじいちゃん、聞こえてる?」

「私、ここにいるからね」

「先に行って待っててね、あとで行くから」

「おじいちゃんの孫でよかった……」

おじいちゃんがみんなを呼んだような高揚感があったからでしょう。とても神々しいお見送りでした。お見送りの言葉を聞きながら、ぼくらも「みんな、よくやったよ、偉いよね」と、ご家族に声をかけていました。

そしてぼくが脈を取ってご臨終を告げたわけですが、ひとしきり続いたご家族の泣き声が消えるころ、思わずこんな言葉が口をついて出ました。

「おじいちゃんは明るい人だったから、淋しいよりもにぎやかにしているほうが、いいよね。お寿司、取っちゃおうか」

そのご家庭は三代続いた飲食店を営んでいて、おじいちゃんは生粋の下町気質の人でした。

そうすると、泣いていたお父さんが「取りましょう！」と言ったので、死亡診断書を書きながら携帯電話を取り上げ、お寿司屋さんに「５人前くらいお願いします。急ぎで」と注文しました。そして、「ぼくが払うからね」と言うと、お父さんが「先生、それはまずいよ」と。

そのあたりではみんなもう笑い声になっていました。安らかなお看取りという大仕事をなし終えた爽快感が、スーッと風のように渡っていくのを、そこにいた全員が感じていたように思います。

「お上」の医療から「お民」の医療へ

在宅医というのは、そうした「安らかなお看取り」をしたときの爽快感を得たいためにがんばっているようなところがあります。「生きる」から「死ぬ」への移行は、人生最大のライフイベントですが、そのイベントにかかわれることは、在宅医の大きな喜びのひとつです。

在宅ケアの基本は「計画」「実行」「チェック」「行動」の繰り返しです。これは医師、看護師、ケアマネジャーだけではなく、ご家族をはじめとする介護者にとっても同じことです。

２０４０年には、全国で65歳以上の高齢者の割合が３割を超える、と言われています。高齢者が増えれば認知症やがんなど、さまざまな病気をもった人が増えていくわけですが、その中で「やり過ぎない医療」と「やらなさ過ぎない支援」を、ご本人とご家族に提供することが在宅医療のミッションです。

ビジョンは、在宅療養の開始からお看取りまでの、患者さんのＱＯＬ(生活の質)の低下をできるだけ防ぎ、患者さんとご家族をはじめとする介護者が、ほっとできる場をつくって、いい「お看取り」に結びつけていくことです。

そして、いいお看取りをしたという達成感を、ご家族、ヘルパーさん、ケアマネさん、看護師さん……。チームとなったみんなと一緒に味わうことがゴールと言ってもいいかもしれません。できればご家族のグリーフケアにまでかかわって、悲しみを癒やしていければ、さらにすばらしいゴールになるでしょう。

こうしたことは、ホスピス以外の病院ではなかなか行われません。でも、これからの超高齢化社会でのライフイベントのあり方は、こんなチームワークで進んでいくべきではないか、と考えています。

社会が高齢化していくと、認知症の患者さんもどんどん増えていきます。そうすると、これまで病気の治療にばかり目を向けてきた医師も、認知症の高齢者をどう支えていったらいいのか、どんなふうに看取っていけばいいのかと、頭を１８０度転換させていかなければなりません。

医療の歴史を振り返ってみると、明治維新をきっかけに西洋の医学がどっと入ってきました。西洋に追いつけ追い越せの時代では、縦割りで各診療科の専門家をつくるほうが手っとり早かったわけですが、現代のように慢性期の認知症の高齢者を支えることが多くなると、医療提供の根本原理が変わってきます。

　別の言い方をすると、縦割りの時代では医師が一方的に患者さんに指示して治療する「お上」の医療でした。しかし、これからの時代は医療を提供される患者さんやそのご家族、そしてその予備軍の市民、つまり「お民」からも、こういう医療がほしい、こういうお医者さんがほしい、といった提案をしていくことが大切です。

　つまり、「お上の医療からお民の医療へ」です。10年くらい前から、機会あるごとにこのことをお話ししてきましたが、縦割りの医療を横のつながりの医療に変え、「お上からお民」にするためには、「民」の力が必要です。

　今回の本では、さまざまな形でそうしたことをお伝えしたいと思いました。患者さんやご家族をはじめ、介護の提供を将来受ける人たちにも、ある程度、在宅ケアのポイントやお看取りについて学んでいただき、こういう医療がほしいということを、皆さんにも考えていただきたい、と思ったからです。

在宅医療はいくらかかるのか

さて、在宅医療についてはだいたいわかったという方も、では、どのくらいの費用がかかるのだろうと、ご心配ではないか、と思います。医療保険の「加算」というのはとてもややこしく、しかも、自宅療養の場合は医療保険と介護保険の両方がからんでくることもあるので、それだけで1冊の本ができてしまうくらいです。

ここでは「訪問診療」「訪問看護」「訪問リハビリ」などの在宅医療と、介護にかかるお金について、基本的なところだけを説明しておきましょう。

まず、訪問診療をする診療所には、①外来をしながら往診、定期診療もする診療所、②外来をしながら、24時間対応で定期診療と往診をする診療所、③訪問診療専門で、24時間対応の定期診療と往診をする診療所、の3種類があります。

②と③は２００６年から制度化された「在宅療養支援診療所」か、常勤医師が３人以上、過去1年の看取りが2件以上など、基準を強化して２０１２年から制度化された「機能強化型在宅療養支援診療所」で、「たかせクリニック」は③に属します。

ここで「定期診療」と「往診」という言葉の使い分けをしているのは、ひとくちに「往診」と言っても、「定期の往診」と「単発の往診」があるからです。「定期診療」というのは計画的な医学管理のもとに定期の往診（最低月2回から）をすることで、必要に応じて患者さんの求めに応じてそのときどきに伺うのが「単発の往診」です。在宅医療ではこの「定期診療」と「単発の往診」を組み合わせて、患者さんのお宅に伺います。

もう少し詳しく言うと、①では日中の外来の合間だけ単発の「往診」と「定期診療」をするお医者さんが多く、②では午前中外来で患者さんを診て、午後から24時間体制で「定期診療」と「往診（単発）」をするお医者さんが多く、③では24時間体制で1日中「定期診療」と「往診（単発）」を行っています。

少しややこしいですが、この3つのタイプの診療所と、「定期診療」と「往診」のちがいは覚えておいていただきたいと思います。24時間対応かどうか、機能が強化されているかどうか、定期と単発では、かかるお金がちがうからです。

訪問診療の基本は「最低月2回」の定期診療です。ここでは毎月の〝基本料金〟が決められていて、24時間対応をしない①の診療所では2200点（1点10円）、24時間型の②と③はそれぞれ4600点、4800点と2000点以上の差があります。この差が24時間対応の〝安心料〟というわけです。

これに各タイプ同額の訪問診察料が1回ごとに830点加算されます。ということは、いちばん料金の高い③の「機能強化型在宅療養支援診療所」で計算すると、月２回訪問診療を受けて処方箋をもらった場合、１割負担の患者さんは月額６８４０円、３割負担の患者さんは２万５２００円を支払うことになります。さらに単発で往診を頼むと、１割負担の方は１回７２０円（日中）～３４２０円（深夜）がかかります。

「これに治療費、検査費、薬代、看護師さんが入ったらどうなるの？」

いろんな費用が加算されたら、とんでもないお金がかかるのではないか、という心配をされる方もいるかもしれませんが、ご心配なく。在宅医療にも所得に応じた上限（高額療養費制度）があるのです。

在宅医療の場合、70歳以上では「一般所帯」の方の自己負担額の上限は月１万２０００円、「低所得者世帯」では８０００円、「現役並み所得」では４万４０００円で、それ以上の支払いはありません。70歳未満でも、それぞれ月額８万円、約３万５４００円、約15万円と上限が決まっています。

いっぽう介護保険での自己負担額にも上限があり、「住民税課税世帯」の方は月額３万７２００円、「住民税非課税世帯」では２万４６００円、「生活保護世帯」では1万5000円が上限です。

訪問診療は医療保険で支払いますが、訪問看護と訪問リハビリテーションは、介護保険の適用を受けているかどうかで、医療保険での支払いになるか、介護保険での支払いになるかが変わってきます。

ちなみに、訪問看護を週2回（月8回）医療保険で使うと、1割負担の方の月額負担は約7200円、3割負担の方は約2万2000円です。介護保険ではすべての方が1割負担ですから、週2回（月8回）1時間半ずつの場合、誰でも月額約9000円の支払いとなります。

ということは、1割負担の患者さんが医療保険で月2回の訪問診療と週2回（月8回）の訪問看護を受けた場合、支払うお金はだいたい1万6000円といったところです。これに薬代がかかると2万円を超えることもありますが、前述のように医療保険での支払いには上限がありますので、70歳以上の一般世帯であれば、1万2000円以上払う必要はありません。

というわけで、在宅医療を受けている高齢の患者さんの支払いは、月1万円以下、という方が多いのです。そのほかにも、医療と介護を合わせて負担を軽減できる

「高額医療・高額介護合算制度」や、障害者を対象にした自立支援医療など、さまざまな支出の抑え方がありますので、詳しくはケアマネジャーに相談してください。

自分で選べる「死に方」

今回の本では3つの付録をつけました。①在宅ケアマップ、②看取りのチェックシート、③事前指示書の例文です。

「在宅ケアマップ」で大きなポイントになる病気は認知症と、脳卒中や心筋梗塞などの血管性疾患です。糖尿病と高血圧も高齢者に多い病気ですが、このふたつの病気のコントロールは、実は脳卒中と心筋梗塞のコントロールと、ほとんど同じことに気がつきました。

高齢者が要介護になるいちばんの原因は脳血管性疾患で、90歳以上の死因の1位は心疾患です。つまり、脳卒中と心筋梗塞を水際で食い止めれば、高齢者のＱＯＬはかなりうまく保っていけます。

誰でもドタバタしないで、安らかにあの世に行きたいと思っています。では、どんなときにドタバタするのかと言うと血管障害のときです。急にフワッと意識がなくなって倒れると、まわりの人たちは大騒ぎになり、救急車を呼びます。

このふたつの病気に限っては、そうしたリスクを少なくする方法がいくつかあります。第2章でお伝えした生活習慣病に気をつけることはもちろんですが、脳と心臓については、皆さんがどのくらいのリスクをもっているのかを調べ、治療につなげる方法があります。

それが高速度CT（マルチスライスCT）での検査です。ふつうのCTでは心臓の動きを撮るとブレてしまいますが、これは一瞬にして撮れるので、画像が驚くほどはっきりと出てきます。そのため、血管のどこに血栓ができていて、どこが細くなっているかなどがただちにわかり、カテーテル治療や薬による治療の決断がすばやくできるのです。

そうやって検査をし、事前に治療をしてしまうと、脳卒中や心筋梗塞を起こすリスクはかなり低くなります。

とくに以前に軽い脳梗塞や心筋症を起こしたことのある人や、胸の痛みを感じたことのあった人、タバコをたくさん吸っていた人や糖尿病のある人は、在宅療養に入る前にこの高速度ＣＴで心臓と脳の血管の写真を撮っておくといいでしょう。

逆に言えば、脳と心臓の血管を調べ、必要なら手術や治療をしておけば、それだけで少なくとも5年から10年は、急激な事態が起こってあわてふためく、というリスクは減るということです。

この高速ＣＴの検査は健康保険でできますし（3割負担で自己負担額は９０００円程度）、機械をもっている病院も増えています。

こうした検査を事前にしたりして、ご自分の健康管理に気をつけることで、ある意味では、自分が旅立つときの病気を自分で選べる時代になりました。在宅医療では治す医療よりも生活を支援する医療が中心となりますが、「病診連携」と呼ばれる病院と診療所の連携が進んでいけば、「治す」ことが必要な患者さんも、安心して在宅療養を続けていくことができます。

「病院」から「在宅」への流れの中で、退院難民、介護難民にならないために、皆さん自身もご自分の健康のリスク管理、医療や介護のこと、地域でのケアのあり方などを学びながら、安らかな在宅ケア生活を、安らかな看取りにつなげるために、一緒に考えていただければ、と思います。

おわりに

「考えてみると、日本人というのは自分で〝決める〟のが苦手な国民なんですね。ぼく自身が医師になったのも、高校のときに担任の教師に医学部をすすめられたからだし、精神科を選んだのも医局の飲み会で誘われたから。女房と結婚したのも人のすすめだったんです。自分で決定したということがほとんどないんです」

尊敬する精神科医の故・野中猛先生が、２０１３年2月3日のご講演で、ユーモアたっぷりに話されたことが、記憶に焼きついています。

医療を受ける中で患者さんやご家族が「決める」ことを要求される場面は、たくさんあります。手術など治療法の選択、胃ろうの選択、抗がん剤の選択、ケアを受ける場所の選択、そして蘇生や延命治療の選択……。

患者さん自身の「自己決定」が言われながら、なかなかそれができないのは、野中先生が指摘されたように、「決める」のが苦手だという日本人の国民性もあるのかもしれません。けれども、患者さんやご家族がその選択ができるよう、医療の側がきちんとサポートしているか、といえば、十分にしていないことが多いように思います。患者さんやご家族としっかり向き合って、そのサポートがじっくりできるのが在宅医療の現場です。

在宅医や訪問看護師のサポートで、患者さんとご家族、そして介護者や介護の専門職が「次に起こることの可能性」や「看取りの仕方」を共有していけば、患者さんの終末期を安らかなものにすることができるでしょうし、医療と介護もつないでいくことができるでしょう。

この本では、「在宅ケアのデザイン」「看取りの準備教育」「事前指示」をキーワードに、人生の終末期に向かっているかたがそのご家族とともにすこやかに生き、安らかに旅立てる方法を、読者の皆さんと一緒に考えてみたいと思いました。

最後に次の方々にお礼を申し上げます。本をまとめてくださった中澤まゆみさん、WAVE出版の玉越直人さん、編集協力をいただいた中野園子さん。そして京浜病院・新京浜病院の熊谷頼佳先生には、図表のご教示をいただきました。

誰もが安らかに旅立てる社会をめざして

髙瀬　義昌

カロリー栄養補給、大量の水分補給を行わないでください。

5：すでに死期が迫っていると診断されたときには、私が自分の力で呼吸ができなくなっても、人工呼吸器をつけないでください。心肺蘇生のための心臓マッサージなどの、生命維持のための治療も行わないでください。

6：私と意思の疎通ができなくなったときの代理人は○○○○にお願いします。現在、私はこの意思表明を明快な意識のもと、内容も十分に理解している上で書いています。どうぞ、私の意思を尊重してください。私の希望を果たしてくださる方々に感謝いたします。

○年○月○日

本人の署名

終末期の医療とケアに関する事前指示書

事前指示書は「リビング・ウィル」（生前指示）とも「アドバンス・ディレクティブ」（事前指示書）とも呼ばれます。
決まった書き方はありませんから、自分なりにお書きください。
書き方がわからない方はこの例文を参考にして自分らしい指示をし、ご家族など信頼できる方に書面の置き場所を告げておくか、預けておいてください。

例文

自分らしい最期を迎えるために、私が認知症になったり、意思の疎通ができなくなったときには、以下の指示を尊重してください。

1：私が治らない病気になったり、死期が迫っていると診断されたら、私と家族にありのまま告知してください。
2：私が人生の最期を迎えるまで、そう長くない状態になっていたら、食べられなくなっても胃ろうはつけないでください。
3：私が治らない病気になったり、死期が迫っていると診断されたら、病院に入院していても家に連れ帰ってください。可能な限り、家での看取りを望みます。積極的な治療は望みませんが、痛みがあるときは緩和ケアをしてください。
4：私にお迎えがきたと判断されたときには、口から食べられることをもとにした自然な看取りをしてください。いたずらに延命するための鼻や口からの経管栄養や、中心静脈からの高

さすったりしてあげてください。

◎寝ているとき、急に呼吸が止まってびっくりすることもあります。呼吸が不規則になり、10 ～ 30 秒くらいの無呼吸状態が起こることもあります。これはお看取りが近付いたサインです。呼吸が長い間止まって心配なときは､胸をさすってあげてください。

お看取りの瞬間……………………………………

①呼んでもさすっても、ほとんど反応がなくなります。
②大きく息をしたあと、10 ～ 15 秒止まって、また息をするという状態が続きます。
③顎を上下させる「下顎呼吸」が始まり、数回の長い間隔をあけた最後の呼吸があります。苦しそうに見えますが、ご本人には意識がほとんどないので苦しみはありません。
④呼吸が止まると、ほぼ同時に脈がふれなくなります。

あわてずに、医師と訪問看護師にご連絡ください。途中で救急車を呼ばないようにしましょう。医師が到着すると、死亡を確認して「死亡届」をお出しします。訪問看護師はご遺体を清めるお手伝いをいたします。

話などを続けてください。ご家族の穏やかな声や、からだへのふれあいが、ご本人の安心感となります。

◎食べ物や水分が飲みこみにくくなり、むせることが多くなります。食べやすいものを工夫してください。ゼリーやプリンなどが飲みこみやすいことがあります。アイスクリーム、氷片、かき氷なども喜ばれることがあります。ただし、無理にカロリーの高いものを食べさせると、患者さんの苦痛につながります。

◎わけのわからないことを話したり、興奮して手足をバタバタさせることもあります。これは新陳代謝が悪くなって起こる「せん妄」です。つじつまが合わなくても、黙って聞いてあげてください。

◎尿の量が減って濃い色になります。便や尿を失敗することも多くなります。尿道や肛門の筋肉の動きが低下するために起こります。

◎唾液を呑み込めなくなるため、喉の奥で「ゴロゴロ」という音がすることもあります。からだの位置を工夫し、顔を横に向けて上半身を少し上げてください。点滴を使っている患者さんは、量を調整します。患者さんが苦痛でなければ、吸引をしてもいいでしょう。

◎手足の先が冷たくなり青ざめてきて、脈が弱くなります。血圧が下がり、血液の循環が悪くなるためです。湯たんぽで温めたり、医師や看護師にお伝えください。ご本人やご家族のご不安にしっかりとおこたえし、ご希望に沿うようご支援していきます。

本当に在宅で看取りができますか？

ご本人とご家族が「自宅でのお看取り」をお望みなら、患者さんおひとりおひとりの環境や病状に合わせ、医療と介護の「在宅ケア支援チーム」を提案していきます。在宅での安らかなお看取りを実現するには、この「在宅ケア支援チーム」が協力して、ご家族を支えていくことが大切です。

ひとりで抱え込まないでください。在宅ケアではご家族の悩みは尽きません。疲れてクタクタになる前に、ご心配事やご希望をそのときどきに医師や看護師にお伝えください。

お看取りが近づいたら ……………………………

◎**食事や水分を摂る量が、だんだん減ってきます。**ご家族にとっては受け入れがたい場合もありますが、これは患者さんのからだが旅立つ準備を始めたからです。少ない量でも、ご本人が食べたいものを食べたいだけ、無理せずさしあげてください。

◎**うとうと眠っているような時間が長くなります。**声をかけると目を開けたり、返事をしたりします。呼んでもだんだん返答はなくなってきますが、声は最期のときまで聞こえていますので、お

安らかなお看取りのために

このパンフレットは、ご自宅で「お看取り」をお考えのご家族にお渡ししています。

お看取りまでの期間は、それぞれの患者さんの体調や病気によってちがいます。

「たかせクリニック」の医師は、訪問看護事業所の看護師とともに、患者さんの体調や病状を観察しながら、「これからどんなことが起こる可能性があるのか」「ご家族はどんなふうに向き合っていったらいいのか」をご説明し、安らかなお看取りにつなげていきます。わからないことがありましたら、ご遠慮なく医師や看護師におたずねください。

安らかなお看取りをする条件

◎在宅でのお看取りについて、ご本人とご家族の意思確認はちゃんとできていますか？
◎終末期の医療について、ご本人とご家族の意思統一はちゃんとできていますか？

最初は意思統一をしていても、患者さんご本人やご家族のお気持ちは「これでいいのか」と何度も揺れ動きます。そのお気持ちを

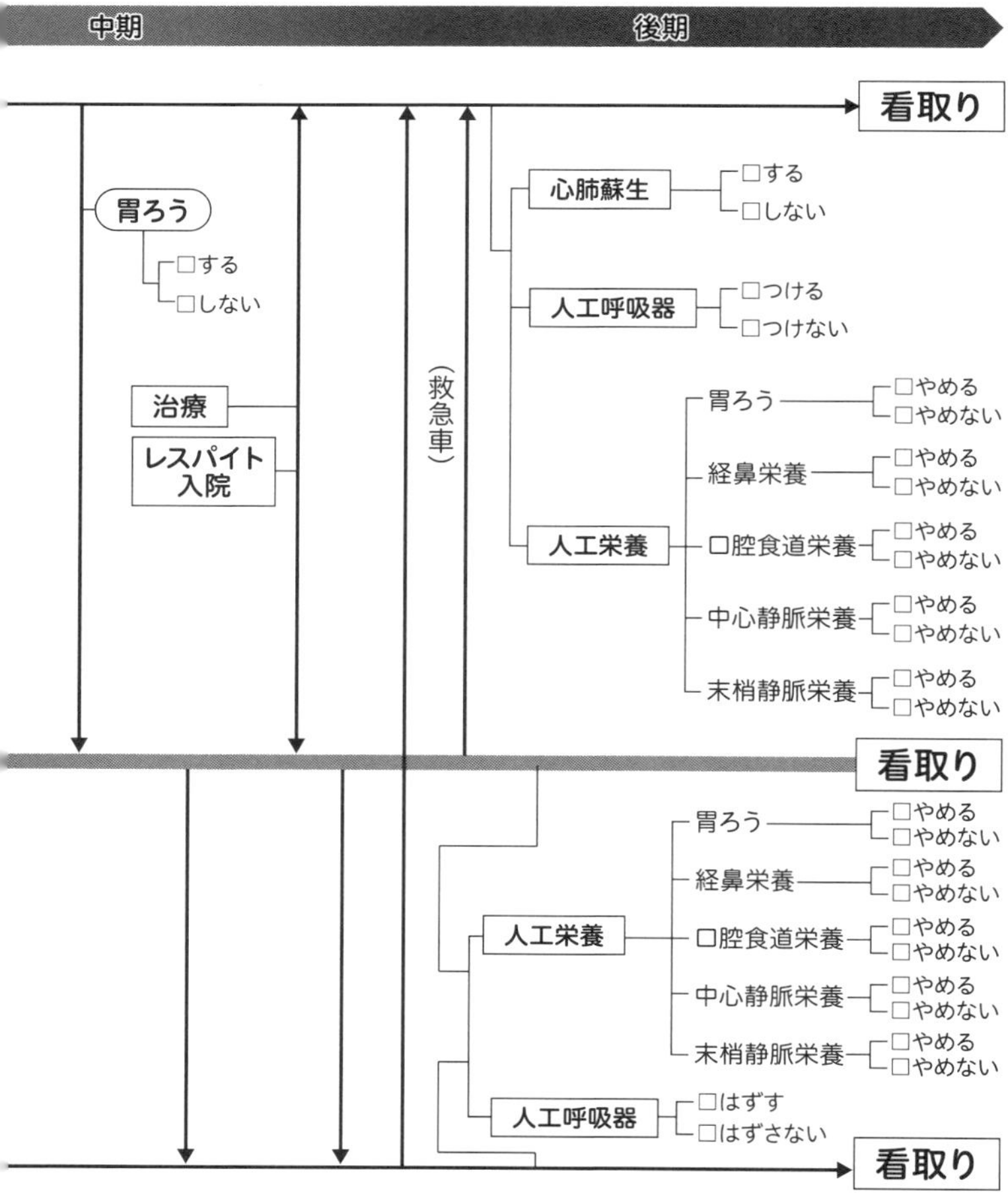

中期
後期
看取り
胃ろう
□する
□しない
治療
レスパイト入院
(救急車)
心肺蘇生
□する
□しない
人工呼吸器
□つける
□つけない
人工栄養
胃ろう
□やめる
□やめない
経鼻栄養
□やめる
□やめない
口腔食道栄養
□やめる
□やめない
中心静脈栄養
□やめる
□やめない
末梢静脈栄養
□やめる
□やめない
看取り
人工栄養
胃ろう
□やめる
□やめない
経鼻栄養
□やめる
□やめない
口腔食道栄養
□やめる
□やめない
中心静脈栄養
□やめる
□やめない
末梢静脈栄養
□やめる
□やめない
人工呼吸器
□はずす
□はずさない
看取り

在宅ケアマップと治療の選択肢

ここでは「在宅ケアの開始」から「看取り」までの在宅ケアのおおまかな流れと、そこで出てくる可能性のある治療の選択についてまとめています。□の部分にチェックを入れながら、自分らしい在宅ケアのデザインを考えてみましょう。選択は変わることもあるので、チェックは鉛筆で入れてください。

（京浜病院・新京浜病院熊谷頼佳先生協力）

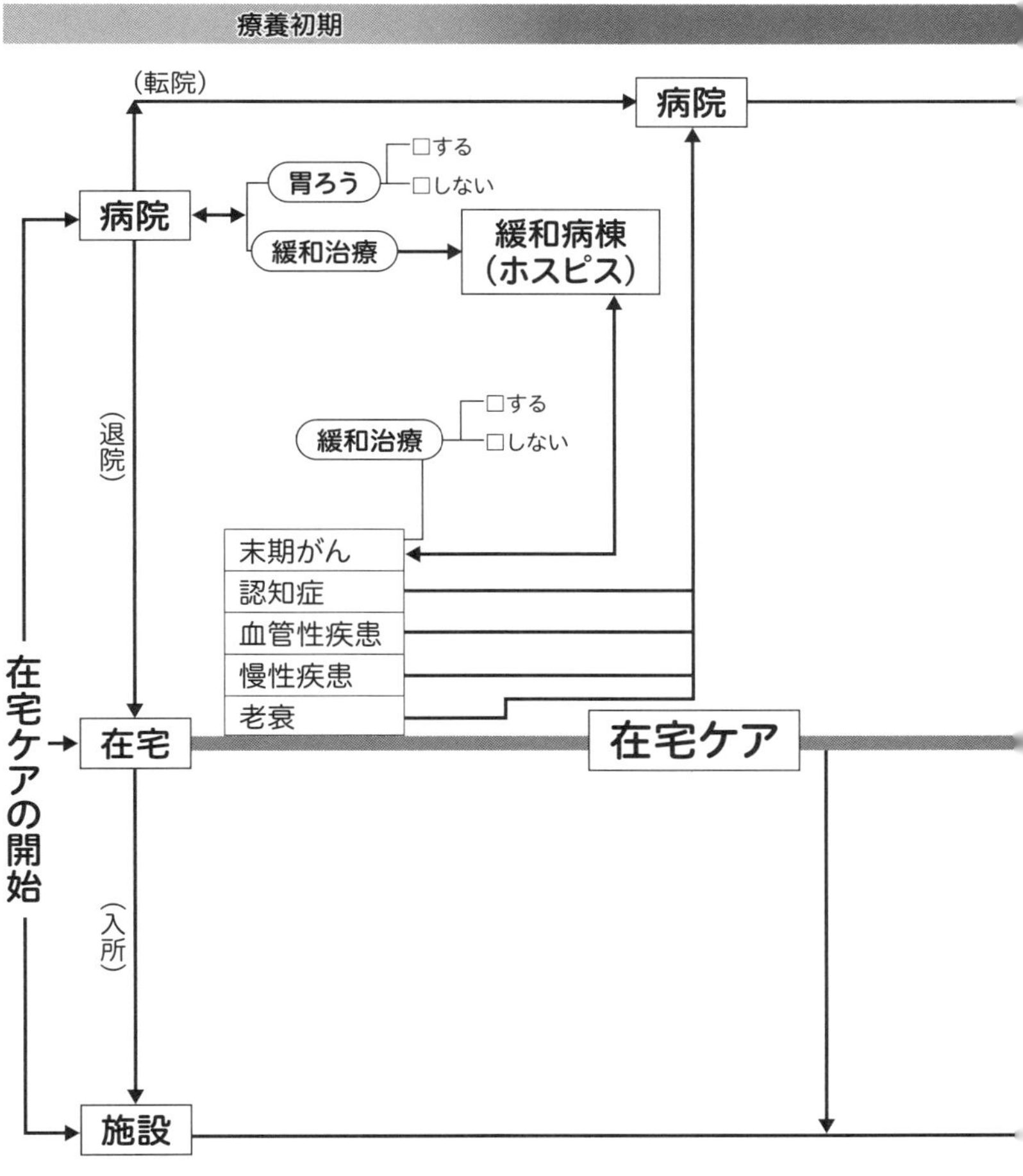

髙瀬義昌　（たかせ・よしまさ）

信州大学医学部卒業。東京医科大学大学院修了。麻酔科、小児科研修を経て、包括的医療・日本風の家庭医学・家族療法を模索しながら、民間病院小児科部長、民間病院院長などを経験。2004年、東京都大田区に在宅医療を中心とした「たかせクリニック」を開業する。認知症などの画像解析、社会ソリューションを学ぶため東京医科大学茨城医療センターで外来診療も行っていた。医学博士、医療法人社団至高会理事長、認知症サポート医、東京都認知症対策推進会議認知症医療部会委員、一般社団法人蒲田医師会理事、公益財団法人日米医学医療交流財団専務理事、一般財団法人杉浦地域医療振興財団理事。著書に、『はじめての認知症介護』（佼成出版社）、『介護のための医学知識ハンドブック』（ナツメ社）、『認知症の治療とケア』（じほう）、『高齢者ケアのための“くすり”の知識』（日本看護協会出版会）ほか。

構成・編集：中澤まゆみ
ブックデザイン・カバーイラスト：江口修平
図版：デジカル
DTP:NOAH

自宅で安らかな最期を迎える方法
本人も家族も満たされる在宅平穏死

2013年 5月30日第1版第1刷発行
2014年11月29日　　　第2刷発行

著　者　：髙瀬義昌
発行者　：玉越直人
発行所　：WAVE出版
〒102-0074　東京都千代田区九段南 4-7-15
TEL 03-3261-3713　FAX 03-3261-3823
振替 00100-7-366376
E-mail:info@wave-publishers.co.jp
http://www.wave-publishers.co.jp

印刷・製本　：中央精版印刷

NDC367 207p 19cm　ISBN978-4-87290-614-1